頭頸部がん薬物療法ハンドブック 改訂3版

Handbook of Head & Neck Cancer Chemotherapy

ライフ・エクステンション研究所付属永寿総合病院
耳鼻咽喉科・頭頸部腫瘍センター 藤井正人 監修

国立がん研究センター東病院
頭頸部内科 田原 信

神戸大学医学部附属病院
腫瘍センター 清田尚臣

編集

中外医学社

■執筆者一覧（執筆順）

清田　尚臣　神戸大学医学部附属病院腫瘍センター

藤井　博文　自治医科大学附属病院腫瘍センター臨床腫瘍科

田原　　信　国立がん研究センター東病院頭頸部内科

鈴木　真也　国立がん研究センター東病院薬剤部

中盛　祐子　国立がん研究センター東病院看護部

全田　貞幹　国立がん研究センター東病院放射線治療科

高橋　美貴　神戸大学医学部附属病院リハビリテーション部

丹生　健一　神戸大学医学部附属病院耳鼻咽喉・頭頸部外科

坂本はと恵　国立がん研究センター東病院サポーティブケアセンター

岡野　　晋　国立がん研究センター東病院頭頸部内科

榎田　智弘　国立がん研究センター東病院頭頸部内科

上田　百合　東京医科大学耳鼻咽喉科・頭頸部外科学

横田　知哉　静岡県立静岡がんセンター消化器内科

今村　善宣　神戸大学大学院医学研究科腫瘍・血液内科学

北野　滋久　がん研有明病院がん免疫治療開発部

高橋　俊二　がん研有明病院総合腫瘍科

仲野　兼司　がん研有明病院総合腫瘍科

小山　泰司　神戸大学大学院医学研究科腫瘍・血液内科学

齊藤　祐毅　東京大学医学部耳鼻咽喉・頭頸部外科

佐藤　方宣　国立がん研究センター東病院頭頸部内科

和田　明久　国立がん研究センター東病院頭頸部内科

田中　英基　国立がん研究センター東病院頭頸部内科

福田　直樹　がん研有明病院総合腫瘍科

尾上　琢磨　兵庫県立がんセンター腫瘍内科

松本　光史　兵庫県立がんセンター腫瘍内科

長谷　善明　神戸大学医学部附属病院腫瘍・血液内科

門脇　重憲　愛知県がんセンター薬物療法部

藤澤　孝夫　国立がん研究センター東病院頭頸部内科

西澤　　綾　がん研有明病院皮膚腫瘍科

西村　明子　神戸大学大学院医学系研究科腫瘍・血液内科学

須藤　洋崇　がん研有明病院総合腫瘍科

上野　尚雄　国立がん研究センター中央病院歯科

石井しのぶ　国立がん研究センター東病院看護部

松浦　一登　国立がん研究センター東病院頭頸部外科

伊東　和恵　大分大学医学部附属病院耳鼻咽喉科・頭頸部外科

改訂３版　序文

本書を刊行してからすでに７年の歳月が流れた．前回の改訂で「化学療法」から「薬物療法」に変わったわけであるが，頭頸部がんに対する薬物療法はさらに大きな変化を示している．今回の改訂では転移・再発がんに対する治療法が大幅に追加されている．それは免疫チェックポイント阻害薬であるペムブロリズマブとニボルマブが開発されて頭頸部がん治療に導入されたことと，甲状腺がんに対する分子標的薬のレンバチニブなどが開発されたことが大きく寄与している．これらを有効に活用するために，今までの集学的治療のノウハウに加えて様々な知識と経験が必要となっている．いまだ多くの施設で頭頸部外科専門医が薬物療法も行っているが，腫瘍内科医がどの程度頭頸部がん治療に参画しているかは施設によって様々である．本書は，当初から実際に薬物治療を担う頭頸部外科専門医の方々に十分役立てていただけることが主眼であるが，今回の改訂でもその目的に沿って編集されている．我が国の頭頸部がん薬物治療の中心的存在である田原 信先生，清田尚臣先生の声掛けによって，今回も多くの腫瘍内科医の先生方に改訂作業をしていただいた．現時点での頭頸部がん薬物療法に関するエビデンスを網羅し，さらに実臨床に役立つように工夫されている．十分参考にしていただき，薬物治療を有効かつ安全に実施していただきたいと考えている．

2021 年 10 月

ライフ・エクステンション研究所付属永寿総合病院
耳鼻咽喉科　頭頸部腫瘍センター
藤井正人

初版　序文

頭頸部がんに対する集学的治療の中で，がん化学療法の重要性は年々増加している．1970 年代にシスプラチンが登場してから頭頸部がんの化学療法は飛躍的に進歩したといえる．シスプラチンは様々な薬剤と併用して併用効果があることが基礎的に示されてきたが，その中でもシスプラチンと 5-FU との併用が標準レジメンとして汎用されるようになった．そののち，タキサン系薬剤であるドセタキセルが導入され近年ではパクリタキセルも承認されている．わが国では経口抗がん薬の UFT や TS-1 も頭頸部がんに対して使用されており，2012 年には頭頸部がんに対するわが国で初めての分子標的薬であるセツキシマブが承認された．

このように，少しずつではあるが頭頸部がん化学療法において選択できる薬剤が増加している．一方，手術や放射線治療の進歩も目覚ましく，頭頸部がんに対する集学的治療は非常に複雑化している．このような状況の中で，がん化学療法を施行する場合，その目的を十分に考えて目標をきちんと設定しなければならない．切除可能例なのか切除不能例か，根治を目的とした治療か，QOL を優先する治療かなど，多くの事項について正確に判断することが要求される．

わが国では，現在のところ腫瘍内科医が頭頸部がん化学療法を行う施設は多くなく，ほとんどの施設では頭頸部外科医が施行している．本書は，腫瘍内科医以外の医師にも十分活用していただけるよう編集されている．がん化学療法を施行する前にまず，総論に目を通していただきたい．そして，実際の症例に即して各論や副作用対策，支持療法の項を参考にしていただきたい．本書の各論は重要なレジメンをすべて網羅しているが，そのほとんどのエビデンスは海外の臨床試験によるものである．これらは大規模の前向き試験でその有用性が証明されたものが多く，我々はそれらを参考にエビデンスに基づいたがん化学療法を施行する必要がある．一方，標準的投与量設定が妥当であるかは患者の状態や臨床データなどを個別に評価して施行するべきであり，手術治療と同等に主治医の経験，知識が要求される．

進行頭頸部がんに対して集学的治療として化学療法を施行するときは，他科や多職種との連携が必須となる．そのようなときに本書の副作用対策や支持療法を十分参考にしていただきたい．本書は，頭頸部腫瘍内科医として活躍する田原 信先生，清田尚臣先生の呼びかけによって頭頸部がん化学療法の経験豊富な多くの腫瘍内科医，そして頭頸部がん集学的治療を得意とする頭頸部外科医，放射線治療医の執筆を得ることができた．本書はわが国で初めての，頭頸部がん化学療法に特化したマニュアル本である．現在，世界中で頭頸部がんに対する新規治療開発をめざした臨床試験が多く行われている．そしてわが国でも日本臨床腫瘍研究グループ(JCOG)にJCOG頭頸部がんグループが設立され，わが国から発信するエビデンスをめざしている．このような状況の中で，本書は適時改訂されて最新の情報を掲載することを使命と考えている．そして，頭頸部がん化学療法を施行する際の座右の書として，多くの頭頸部がん患者のより良い治療に役立つことを願っている．

2014年4月

国立病院機構東京医療センター
臨床研究センター　耳鼻咽喉科
藤井正人

目　次

第I部　総　論

第II部 がん薬物療法各論

第III部 頭頸部がん薬物療法の副反応対策と支持療法

第Ⅰ部

総　論

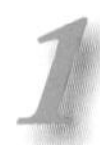

薬物療法を始める前に

1 頭頸部がんに対するがん薬物療法を始める前に

頭頸部がんに対してがん薬物療法は大きく分けて以下の①から③のような場合に用いられる．それぞれの場合において，治療の目標やメリット・デメリット，さらに留意すべきことがあり，患者には十分な時間をかけて説明したうえで，患者から最終的な治療方針に同意を得て治療を開始すべきである．

特に治療開始前に治療の目標を設定することは重要である．なぜなら，下記の①や②の場合であれば最終的な治療目標は「治癒」である．この目標を達成するためには，むやみに減量・休薬・放射線治療休止することはできる限り避けるべきで，そのための工夫として副反応対策と支持療法(☞ p.123)を駆使することが非常に重要である．一方で下記の③の場合には，治療目標は「症状緩和と延命」にあるため，がん薬物療法による強い副反応が出た場合には，適切に減量・休薬することで患者への負担を軽減しつつ治療を継続する工夫を行うべきである．

① 切除可能な局所進行頭頸部がんに対して非外科的に機能温存を目指す場合
② 切除不能な局所進行頭頸部がんに対して非外科的に根治を目指す場合
③ 転移・再発頭頸部がんに対して局所治療の適応がなく症状緩和・延命を目指す場合

以下に，各場合における留意点を述べる．

1 切除可能局所進行頭頸部がんに対して非外科的治療を選択する場合

頭頸部がんは，味覚・嗅覚・聴覚・発声・嚥下など生活に密接に関係する臓器に発生する悪性腫瘍である．このため治療を行うことが，これらの機能に影響を与えることは避けられない．また，外科的に治療を行う場合でも非外科的に治療を行う場合でも治癒を目標にしながらも可能な限り機能温存を考慮した治療計画を立案することになる．

外科的には喉頭全摘など大きな機能の損失が避けられない場合には，多くの患者がその選択肢を避けることを希望する．しかし，最終的に非外科的な治療を選択するかどうかは，いずれの治療にもメリットとデメリットがあることを患者に説明し，単に病態だけでなく，患者の社会背景や価値観も考慮したうえで，最終的に本人の希望に沿った治療を導き出したうえで決定する．

そのような治療方針決定プロセスの中で，導入化学療法(☞ p.13)と化学放射線療法(☞ p.11)を患者には説明・提示することになる．

導入化学療法を行い良好な反応が得られた場合には放射線治療を主体とする局所治療を行うことで機能温存と治癒を目指す．この場合注意が必要なのは，導入化学療法に対する効果が乏しい場合には，外科的に局所治療を行うことを治療前に患者に十分に説明しておくことである．逆に，導入化学療法は良好な効果が得られる場合も多いため，放射線治療を含めた局所治療すら拒否する患者も時に存在する．これも，治療前に導入化学療法だけでは頭頸部がんは治癒しないことを確実に患者に伝えておく必要がある．

最初から化学放射線療法で機能温存と治癒を目指すことは標準的な非外科的治療のアプローチである．この場合，患者は手術拒否を背景に化学放射線療法を選択する場合も多いが，化学放射線療法終了後に腫瘍が遺残・再発した場合には，技術的に可能であれば救済手術を再度患者に提示すべきである．化学放射線療法前には手術を拒否していた場合でも，状況が変われば患者の手術に対する考え方も変わる場合もあるからである．

2 切除不能局所進行頭頸部がんに対して非外科的治療を行う場合

外科的に切除不能な場合であっても，遠隔転移がない局所進行頭頸部がんであれば根治的に化学放射線療法(☞ p.11)を行うことが標準的な治療方針である．このような予後が不良な切除不能局所進行例では，治癒率の向上を目指して導入化学療法(☞ p.13)を行う場合もあるが，現時点で導入化学療法を化学放射線療法に加えることが化学放射線療法より優れているかは不明であり，その使用には慎重であるべきである．

外科的に切除不能な場合としては，一般的には以下のような条件があげられる．

▶技術的に外科的切除困難な場合

原発巣や頸部リンパ節転移が頸動脈に浸潤していたり，頭蓋底を越えて脳実質へ浸潤する場合や頸椎(椎前筋も含める)に浸潤していたりする場合

▶外科的切除可能だが予後不良と予測される場合

両側頸部リンパ節転移(N2c)や6cmを超える頸部リンパ節転移(N3)のように，外科的切除は可能でも遠隔転移のリスクなども高く，非外科的治療と比較しても治療成績が変わらないもしくは不良なことが予測される場合

▶外科的切除で著しく機能予後が不良となる場合

中咽頭がんのT4などでは，舌喉頭全摘術のように著しく機能予後が不良となる場合がある．このような場合には，外科的切除ではなく化学放射線療法を主体とする非外科的治療を選択することも多い．

3 転移・再発頭頸部がんで局所治療の適応がない場合

転移・再発頭頸部がんで局所治療の適応がない場合には，患者の全身状態・臓器機能などが良好であれば，がん薬物療法の適応となる．この状況での治療目的は，がんによる症状の緩和と延命である．患者には，治癒を目指すことは困難な病態であることを伝え，抗がん薬だけでなく必要に応じて緩和医療も同時に行いながら治療を続けていくことを伝える．また，定期的に治療効果を評価し，効果と副反応のバランスがとれていれば治療は継続し，効果がないもしくは副反応が強い場合には治療の中止・減量・他の薬剤への変更などを状況に応じて判断する．

2 頭頸部がんに対するがん薬物療法を行うときの注意点

頭頸部がん患者の多くは高齢で，喫煙・飲酒歴が長く，虚血性心疾患や慢性閉塞性肺疾患，肝障害などを合併していることが多い．このような合併症を抱えているため，治療による影響も受けやすく全身状態が悪化しやすい．さらに，経口摂取に関わる臓器に悪性腫瘍が生じるため，診断時や治療前に著明な体重減少や栄養状態の悪化を伴うことも多い．このため，治療方針を決定する上で，単に疾患の進展範囲の把握だけでなく，詳細な病歴聴取・全身の診察・基礎疾患および栄養状態も含めた全身状態の評価を行うことが重要である．また，頭頸部がんの治療は長期間にわたることも多く，治療終了後の患者の社会復帰も考慮して家族背景や生活状況の確認も必要である．

▶頭頸部がん薬物療法開始時のチェック項目

A）全身状態

評価の指標としては，Eastern Cooperative Oncology Group

表1 ECOG, Performance Status Score

0	・全く問題なく活動できる 発病前と同じ日常生活が制限なく行える
1	・肉体的に激しい活動は制限されるが，歩行可能で，軽作業や座っての作業は行うことができる
2	・歩行可能で自分の身の回りのことは全て可能だが作業はできない ・日中の50%以上はベッド外で過ごす
3	・限られた自分の身の回りのことしかできない ・日中の50%以上をベッドか椅子で過ごす
4	・全く動けない ・自分の身の回りのことは全くできない ・完全にベッドか椅子で過ごす

(ECOG)の Performance Status (PS)がよく用いられている(表1).

一般的に PS-2 までがかん薬物療法の適応となる全身状態とされる．PS-3 以上の全身状態ではがん薬物療法のメリットよりもデメリットが上回ることが多く適応がないと判断されることが多い.

B) 心機能

詳細に病歴聴取することで心機能に影響を与える既往症・合併症がないかをチェックする．その上で, 十二誘導心電図検査, 胸部 X 線検査は必ず行う．これらの結果から，がん薬物療法を行う上での懸念がある場合，心エコー検査も追加する．具体的には，シスプラチンを使用する際の輸液負荷に耐えられるかどうかを検討したり，虚血性心疾患の既往を有する場合にはフッ化ピリミジン系薬剤を安全に使用できる状況かを検討したりするなど，循環器内科医と治療開始前に相談することが重要である.

C) 呼吸機能

喫煙歴や呼吸器疾患の既往の確認は必ず行う．そのうえで,胸部X線検査，CT検査，酸素飽和度，呼吸機能検査をチェックし，治療中に誤嚥性肺炎を起こした場合などを想定した事前評価を行う．あまりに低肺機能の場合には治療後のリスクも考慮すれば化学放射線療法よりも外科的治療の方が安全な場合もありうる．

また，最近ではセツキシマブ(☞ p.52, 66, 79)やニボルマブ(☞ p.74)，ペムブロリズマブ(☞ p.62, 72)など薬剤性肺炎のリスクを事前に十分に評価して治療すべき薬剤も増えており，治療前に胸部CTでの間質性肺炎の有無や既往歴を確認することが重要である．

D）腎機能

抗がん薬の血中濃度は腎機能によって影響されることも多く，血清クレアチニン，尿素窒素，電解質，尿検査などを行い，必ず腎機能を評価する．腎機能の評価方法として，蓄尿によるクレアチニンクリアランス(CCr)は，シスプラチンなどの抗がん薬が投与された後では信頼性は非常に低い．このため最近では，CCrの計算にはCockcroft-Gault計算式のような近似式や，eGFR(推算糸球体濾過量)をより正確な腎機能評価の指標として用いる．適切に腎機能の事前評価を行うことで，プラチナ系抗がん薬の使用可否や減量の要否などを判断することが可能であり，安全に薬物療法を行うために重要である．

※ Cockcroft-Gault 計算式

男性：CCr＝{(140－年齢)×体重(kg)}/
{72×血清クレアチニン値(mg/dL)}

女性：CCr＝0.85×{(140－年齢)×体重(kg)}/
{72×血清クレアチニン値(mg/dL)}

E）肝機能

頭頸部がん患者は大酒家も多く肝障害を合併することも多い．このため，病歴聴取が重要である．その上で，AST/ALTなど肝胆道系の検査を行う．また，がん薬物療法によるB型肝炎ウイルスの再活性化に注意すべきである．このため，B型肝炎ウイルス検査を治療前に必ず行い，必要に応じて抗ウイルス薬の予防投与を行う（☞ p.179）．

F） 骨髄機能

血液学的検査（血算，白血球分画）を行う．がん薬物療法に伴い血球減少をきたすため，十分な骨髄機能が維持できていることが必要である．また，治療前から血球減少を伴う場合には，血球減少を生じるような併用薬のチェックや血液疾患の除外が必要となる．

G） 歯科診察

がん薬物療法や頭頸部領域への放射線治療により口腔衛生環境は容易に悪化する．このため，治療中の粘膜炎や嚥下困難を契機として誤嚥性肺炎を生じたり，治療後の顎骨骨髄炎のリスクを高めたりする可能性がある．特に治療中に生じた合併症による不必要な治療の中断は治療効果を低下させることが知られている．このため，事前に歯科に診察を依頼して，必要に応じて抜歯などの処置を行い，引き続き治療中の適切な口腔ケア（☞ p.192）を依頼することが治療継続の上で重要である．

H） 耐糖能

空腹時血糖と尿糖のチェックを行い，必要に応じてHbA1cを測定する．異常所見が認められた場合や，糖尿病を合併している患者では，潜在的に腎機能が低下していたり，ステロイド投与による血糖上昇のリスクがあったりするため注意が必要である．また，糖尿病を合併している患者では，虚血性心疾患などの成人病も合併していることも多く，薬物療法を行う上でより注意深い管理が必要となる．

〈清田尚臣〉

JCOPY 498-02288

Column がん治療における臨床試験の意義

科学的な根拠に基づいてがん薬物療法を行うことは非常に重要である．その科学的な根拠を構築する方法として臨床試験があり，多くの患者の協力の下に得られた質の高い臨床試験の結果は実臨床に積極的に取り入れるべきである．特に，過去のランダム化第III相比較試験に基づいて標準治療とみなされているような治療法は，患者の治療計画を立てる際にまず考慮すべきである．

例えば，頭頸部扁平上皮がん術後再発高リスク患者に対する標準的治療はシスプラチン 100 mg/m^2 を用いた化学放射線療法であることが過去の 2 つのランダム化比較試験から証明されている[1,2]．しかし，実臨床においては，高用量のシスプラチンを投与するにあたっては，その強い毒性のために十分には治療強度を保てない患者が一定数存在することが日本だけでなく欧米でも問題になっていた．そのような中で，2018 年にインドの Tata Memorial Hospital からシスプラチン 30 mg/m^2 を毎週投与する化学放射線療法のランダム化比較試験が報告された[3]．残念ながら，その結果はシスプラチン 30 mg/m^2 の毎週投与法は標準治療であるシスプラチン 100 mg/m^2 よりも劣る結果であった．次に 2020 年に日本から術後再発高リスク患者を対象とするシスプラチン 40 mg/m^2 を毎週投与する術後化学放射線療法のランダム化比較試験（JCOG1008）が報告された[4]．この結果，第III相部分 2 回目の中間解析においてプライマリーエンドポイントである全生存期間における非劣性が証明された〔Hazard ratio of death; 0.69（99.1% CI 0.374-1.273 [＜1.32], one-sided p for non-inferiority＝0.00272＜0.00433)〕．また，好中球減少，腎障害，聴力障害などの毒性も毎週投与法において良好であった．この試験結果から，術後再発高リスク患者に対してシスプラチン 40 mg/m^2 による化学放射線療法は新たな標準治療と認識されている．

このインドと日本の臨床試験の結果から得られる臨床上重要なポイントは，シスプラチンの毎週投与法は高用量シスプラチンと同等の有効性が期待でき，安全性も高いということである．一方で，同じように毒性の軽減を目指した治療法であっても，抗がん薬の用量を必要以上に減量すると期待する効果も低下する，時には劣った治療を患者に提供する可能性があるということである．

実臨床においては，単にエビデンスを当てはめるだけでなく，患者ごとに全身状態や合併症などを考慮して適応や対応策を検討すべきである．しかし，その際にも今得られる最も信頼性の高いエビデンスは何かを十分に吟味し，その上で患者ごとに最大限の有効性と安全性を担保できる最適な治療法を提案することが重要である．

文　献

1) Cooper JS, Pajak TF, Forastiere AA, et al. Postoperative concurrent radiotherapy and chemotherapy for high-risk squamous-cell carcinoma of the head and neck. N Engl J Med. 2004; 350: 1937-44.
2) Bernier J, Domenge C, Ozsahin M, et al. Postoperative irradiation with or without concomitant chemotherapy for locally advanced head and neck cancer. N Engl J Med. 2004; 350 :1945-52.
3) Noronha V, Joshi A, Patil VM, et al. Once-a-week versus once-every-3-weeks cisplatin chemoradiation for locally advanced head and neck cancer: A phase III randomized noninferiority trial. J Clin Oncol. 2018; 36: 1064-72.
4) Kiyota N, Tahara M, Fujii H, et al. Phase II/III trial of post-operative chemoradiotherapy comparing 3-weekly cisplatin with weekly cisplatin in high-risk patients with squamous cell carcinoma of head and neck (JCOG1008). J Clin Oncol. 2020; 38(15_suppl): 6502.

〈清田尚臣〉

2 頭頸部がんにおける薬物療法

1 薬物療法

頭頸部がんにおいては外科療法と放射線療法が根治を目指す主たる治療であり，薬物療法は，局所進行例に対する根治を目指した集学的治療においては治療効果の増強を目的として，再発・転移例においては症状緩和を目的として行われる．用いられる薬剤としては，殺細胞性抗がん薬として key drug である CDDP を主体としたプラチナ系，フッ化ピリミジン系，タキサン系，分子標的治療薬としては抗 EGFR 抗体であるセツキシマブ(Cmab)，甲状腺がんに対するソラフェニブ，レンバチニブ，免疫チェックポイント阻害薬としてはニボルマブ，ペムブロリズマブなどがある．これらを，単剤，多剤併用，放射線療法と同時併用し，以下に示す初回治療，術後治療，緩和的治療の場面で活用されている．しかし，腫瘍関連の全身状態低下，合併症の存在，高齢者，生活・習慣に問題などが多い中で，患者に負担のかかる薬物が投与されていることにも注意が必要である．知識としてのエビデンス通りに治療するだけでなく，有効かつ安全に患者に対して治療を提供するためには，適応について十分に吟味し，最大限の支持療法を多職種協働のチーム医療で実施して管理することが重要である．

2 化学放射線療法(chemoradiotherapy：CRT)

抗がん薬の放射線増感作用と全身療法としての効果を狙って放射線療法と同時に行われるもので，以下のような場面で用いられている．

1 上咽頭がん

早期であっても部位的に外科療法の適応はなく，I-II 期であれば放射線療法(RT)単独，局所進行例では CDDP を併用する CRT(CDDP-RT)が標準治療に位置づけられている．後者を対象とした INT 00-99 試験[1]では，RT 単独と，CDDP 100 mg/m^2，3 週毎，3 コース-RT→(PF) CDDP 80 mg/m^2＋5-FU 1000 mg/m^2/day for 4 days×3 週毎，3 コース法を比較し，5 年生存割合が 37%：67% (p＝0.001) と有意に優れており，欧米での標準治療と認識されている．中国南部などで多く発症する EB virus 関連の上咽頭がんでは，Stage II 以上で RT 単独と比較して CRT が有意に生存期間の延長が認められており，標準治療と認識されている[2]．

2 根治切除後の再発高リスク群に対する術後治療

根治切除後の再発リスク因子として，major risk が顕微鏡的断端陽性，リンパ節節外浸潤陽性，minor risk が多発リンパ節転移(≧2 個)，血管浸潤，神経周囲浸潤が再発高リスク群と認識されている．これらの因子を有する場合に，RT 単独と CRT とを比較した EORTC 22931[3]と RTOG 95-01[4]の報告があり，双方とも CRT は，CDDP 100 mg/m^2，3 週毎，3 コースである．EORTC 22931 では，5 年局所再発割合 36%：47% (p＝0.007)，5 年生存割合 40%：53% (p＝0.02) といずれも CRT が有意に優れていた．RTOG 95-01 では全生存割合は有意差がないものの，主要評価項目であった無病生存割合で HR 0.78 (p＝0.04) と CRT が有意に優れていた．これらにより，major risk を 1 つでも有する場合での標準的な術後治療は CDDP-RT と認識されている．しかし，CDDP 100 mg/m^2 の毒性とコンプライアンスは術後患者にとって懸念材料である．このため，CDDP 40mg/m^2 毎週投与法との比較試験が行われ，CDDP 100 mg/m^2

に対する非劣性が証明された(JCOG 1008 試験)[5]．この結果，毒性面でも優れている CDDP 40 mg/m^2 毎週投与法による化学放射線療法が新たな標準治療となった．

3 局所進行例

RT 単独では局所再発が 60～70％，5 年生存割合 20％以下の予後不良集団に対し，CRT は RT 単独との比較試験において，皮膚・粘膜炎，血液毒性の増強はあるものの有意な生存期間の延長を認めている．また，複数の比較試験のメタ解析[6,7]によれば，CRT は RT 単独と比較し全生存期間で HR 0.81 [0.78-0.86]，5 年生存割合で 6.5％の有意な追加効果が示されており，標準治療となっている．併用薬剤として，プラチナ系抗がん薬単剤で HR 0.74 [0.67-0.82]，プラチナ系抗がん薬＋5-FU で HR 0.75 [0.67-0.84] となっており，複数の第Ⅲ相試験結果から CDDP-RT が標準治療と認識されている．IMCL-9815[8]は，RT と Cmab-RT とを比較し，全生存期間で HR 0.73 [0.56-0.95] と RT に対する Cmab の有意な上乗せ効果が示されている．RTOG 05-22[9]は CDDP-RT における Cmab の追加効果が検討されたが，生存への寄与は示されず，毒性の増強のみが認められており推奨されない．さらには，HPV 陽性の中咽頭がんに対する Cmab-RT と CDDP-RT のランダム化比較試験の結果から，Cmab-RT は有効性において CDDP-RT よりも劣っており，毒性面でもメリットが乏しいことが示されている．このため，p16 陽性中咽頭がんにおいては Cmab-RT を行うことは勧められない[10,11]．

3 導入化学療法(induction chemotherapy：ICT)

切除可能例における臓器機能温存，切除不能局所進行例における化学放射線療法への追加効果などが目的にあがる．

喉頭全摘を要する進行喉頭がん・下咽頭がんにおいては，以前から喉頭温存を目的とした臨床試験が行われている．RTOG 91-11は喉頭がんを対象とし，RT単独，ICT-PF→効果により手術またはRT，CDDP-RTの3群による比較で，2年喉頭温存割合70％：75％：88％とCRTが有意に優れ標準治療と認識された[12]．長期成績[13]でもCRTはICTとRTに対して喉頭温存割合で有意性を示すも，ICTはRTに対する有意性を示せていない．全死亡をイベントとする5年喉頭非摘出生存割合では34％：44.1％：47％と，RT単独はICTとCRTと比較して有意に劣っていたが，ICTとCRTとで差は認めていない．一方で非がん死が17％：21％：31％とCRTに多く，ICTとの比較では53％：70％と有意に高かった．TXT＋CDDP＋5-FU(TPF)の高い奏効割合が示され，ICTにおけるPFとTPFの比較試験としてGORTEC 2000-01[14]が行われた．ICT後の奏効割合は59％：80％，その後のRT/CRTによる喉頭温存療法への移行率55％：78％，10年喉頭温存割合は47％：70％，10年無喉頭機能不全生存割合(larynx dysfunction-free survival：LDFFS)は37％：64％と有意にTPFが優れており，10年生存割合は24％：30％と差がなかったが，現在の喉頭温存のICTの標準レジメンとして認識されている．しかし，TPFの毒性は強く，制吐療法，血液毒性・感染症対策を十分に行い，治療強度を維持することが重要である．この後に行われる治療としては，RT単独，CRT，Cmab-RTなどがあるも，どれが適切であるかはわかっていない．ただ，TPF後のCDDP 100 mg/m^{2}による化学放射線療法は，CDDPの神経・聴力・腎障害などの懸念があり推奨されない．

前述の切除不能局所進行例に対してはCRTが標準治療であるが，CRTの毒性と治療効果にも限界があり，CRTに対するICT-TPFの追加効果を検討する比較試験が複数行われたが，生存期間の改善を認めた臨床試験は1つのみであり，腫瘍の急速な増大を伴う場合のように化学放射線療法のみでは制御困難な際に限定的に実臨床では使用されている[15].

一方，EBV関連上咽頭癌では複数のランダム化比較試験において導入化学療法後に化学放射線療法を行うことが化学放射線療法よりも優れていることが複数報告されており，ICTはこの対象における標準治療の一つといえる[16-19].

頭頸部がんにおいては，術前化学療法で縮小させても切除範囲を変えることはできないため縮小手術は成立しておらず，治療選択肢としては推奨されない．予後改善目的として，口腔がんを対象にTPF→手術と手術先行が比較されたが，予後改善の有用性は示されていない[20].

4 補助化学療法

根治治療後に再発を抑える目的で抗がん薬の投与のことである．他のがん腫では生存の改善が示されているものの，頭頸部がんではメタ解析[6, 7]でも示されているようにその有用性は乏しく，早期死亡も多く，推奨されない．しかし，前述のように上咽頭がん[1]においては，CRT後のPFを行うことが標準治療の1つとなっている．

5 緩和的がん薬物療法

再発・転移をきたした頭頸部がんに対する薬物療法は，無治療とCDDPの比較で若干の生存期間の延長を認め，多剤併用療法は奏効割合を向上させるものの生存期間の延長は認めなかった．しかし，原疾患による強い症状を伴うことがある頭頸部がんでは，腫瘍縮小による症状緩和が得られるプラチナ系抗がん薬との併用療法が標準治療と見做されていた．Cmabの登場でCDDPへの追加効果が比較試験で検討され[21]，奏効割合では10%：26%(p＝0.03)であったが，生存期間では8月：9.2月(p＝0.21)と有意差は示せなかった．EXTREME試験[22]はプラチナ系抗がん薬/5-FU(CDDP/CBDCA＋5-FU)へのCmabの追加効果を検討したもので,奏効割合20%：36%(p<0.001)，生存期間7.4月：10.1月(p＝0.04)，さらに症状・QOL改善においてもCmab併用が良好な成績を示した．さらに現在では，抗PD-1抗体であるペムブロリズマブと化学療法の併用がいわゆるEXTREMEレジメンより生存で有意に生存を改善すること，PD-L1(CPS: combined positive score)陽性例，特にCPS≧20ではペムブロリズマブ単独療法のメリットがEXTREMEレジメンよりも大きいことが示され，初回治療での新たな標準治療となった[23]．2nd line，特にプラチナ製剤抵抗性の頭頸部がん患者に対する薬物療法としては，抗PD-1抗体薬であるニボルマブを評価したCheckMate-141[24]では，単剤のDOC，MTX，Cmabのいずれかとの比較において，生存期間7.5月：5.1月と有意に優れ,1年生存率36%：17%,奏効率13%：6%,G 3/4の毒性出現割合13%：35%と有効性・安全性の面でも良好な結果が示されている．このように抗PD-1抗体を代表とする免疫チェックポイント阻害薬は非常に有望な薬物療法として他がん腫と同様に広く普及してきている．しかし，頻度は低いものの時に重篤な免疫関連有害事象(irAE: immune-related adverse event)が生じることもあり，施設内・施設間の多職種連携体制を整えて行うべき治療である(免疫関連有害事象☞p.172)．

分化型甲状腺がんに対して有効な抗がん薬はこれまで存在せず，長期の経過になることもあり，放射性ヨウ素内用療法以外に，推奨される薬物療法はなかった．しかし，DECISION試験においてソラフェニブ[25](☞p.103)，SELECT試験においてはレンバチニブ[26](☞p.98)がプラセボと比較して有意な無増悪生存期間の改善を示した．双方とも，皮膚障害などの生活に支障をきたす毒性があり，長期の治療期間になるため，患者の生活スタイルや嗜好を含めた治療の開始のタイミングや治療法の選択および管理が重要である．

文　献

1) Al-Sarraf M, LeBlane M, Giri PG, et al. Chemoradiotherapy versus radiotherapy in patients with advanced nasopharyngeal cancer: phase III randomized intergroup study 0099. J Clin Oncol. 1988; 16: 1310-7.
2) Chen QY, Wen YF, Guo L, et al. Concurrent chemoradiotherapy vs radiotherapy alone in stage II nasopharyngeal carcinoma: phase III randomized trial. J Natl Cancer Inst. 2011; 103: 1761-70.
3) Bernier J, Domenge C, Ozsahin M, et al. Postoperative irradiation with or without concomitant chemotherapy for locally advanced head and neck cancer. N Engl J Med. 2004; 350; 1945-52.
4) Cooper JS, Pajak TF, Forastiere AA, et al. Postoperative concurrent radiotherapy and chemotherapy for high-risk squamous-cell carcinoma of the head and neck. N Engl J Med. 2004; 350; 1937-44.
5) Kiyota N, Tahara M, Fujii H, et al. Phase II/III trial of post-operative chemoradiotherapy comparing 3-weekly cisplatin with weekly cisplatin in high-risk patients with squamous cell carcinoma of head and neck (JCOG1008). J Clin Oncol. 2020; 38(15_suppl): 6502.
6) Pignon JP, Bourhis J, Domenge C, et al. Chemotherapy added to locoregional treatment for head and neck squamous-cell carcionoma: three meta-analysis of updated individual data. Lancet. 2000; 355: 949-55.
7) Pignon JP, Aurélie Al, Maillard E, et al. Meta-analysis of chemotherapy in head and neck cancer (MACH-NC): an update 93 randomized trials and 17,346 patients. Radiotherapy and Oncology. 2009; 92, 4-14.
8) Bonner JA, Harari PM, Giralt J, et al. Radiotherapy plus cetuximab for squamous-cell carcinoma of the head and neck. N Engl J Med. 2006; 354: 567-78.
9) Ang KK, Zhang Q, Rosenthal DI, et al. Randomized phase III trial of concurrent accelerated radiation plus cisplatin with or without cetuximab for stage III to IV head and neck carcinoma: RTOG 0522. J Clin Oncol. 2014; 32: 2940-50.
10) Gillison ML, Trotti AM, Harris, J et al. Radiotherapy plus cetuximab or cisplatin in human papillomavirus-positive oropharyngeal cancer (NRG Oncology RTOG 1016): a randomised, multicentre, non-inferiority trial. Lancet. 2019; 393: 40-50.
11) Mehanna H, Robinson M, Hartley A, et al; De-ESCALaTE HPV Trial

Group. Radiotherapy plus cisplatin or cetuximab in low-risk human papillomavirus-positive oropharyngeal cancer (De-ESCALaTE HPV): an open-label randomised controlled phase 3 trial. Lancet. 2019; 393: 51-60.

12) Forastiere AA, Goepfert H, Maor M, et al. Concurrent chemotherapy and radiotherapy for organ preservation in advanced laryngeal cancer. N Engl J Med. 2003; 349: 2091-8.

13) Forastiere AA, Zhang Q, Weber RS, et al. Long-term results of RTOG 91-11: a comparison of three nonsurgical treatment strategies to preserve the larynx in patients with locally advanced larynx cancer. J Clin Oncol. 2013; 31: 845-52.

14) Pointreau Y, Garaud P, Chapet S, et al. Randomized trial of induction chemotherapy with cisplatin and 5-fluorouracil with or without docetaxel for larynx preservation. J Nat Cancer Inst. 2009; 101: 498-506.

15) Budach W , Bölke E, Kammers K, et al. Induction chemotherapy followed by concurrent radio-chemotherapy versus concurrent radio-chemotherapy alone as treatment of locally advanced squamous cell carcinoma of the head and neck (HNSCC): a meta-analysis of randomized trials. Radiation and Oncology. 2016; 118: 238-43.

16) Ghi MG, Paccagnella A, Ferrari D, et al; GSTTC (Gruppo di Studio Tumori della Testa e del Collo) Italian Study Group. Induction TPF followed by concomitant treatment versus concomitant treatment alone in locally advanced head and neck cancer. A phase II-III trial. Ann Oncol. 2017; 28: 2206-12.

17) Zhan Y, Chen L, Hu GQ, et al. Gemcitabine and Cisplatin Induction Chemotherapy in Nasopharyngeal Carcinoma. N Engl J Med. 2019; 381: 1124-35.

18) Sun Y, Li WF, Chen NY, et al. Induction chemotherapy plus concurrent chemoradiotherapy versus concurrent chemoradiotherapy alone in locoregionally advanced nasopharyngeal carcinoma: a phase 3, multicentre, randomised controlled trial. Lancet Oncol. 2016; 17: 1509-20.

19) Cao SM, Yan Q, Guo L, et al. Neoadjuvant chemotherapy followed by concurrent chemoradiotherapy versus concurrent chemoradiotherapy alone in locoregionally advanced nasopharyngeal carcinoma: A phase III multicentre randomised controlled trial. Euro J Cancer. 2017; 75: 14-23.

20) Zhong L, Zhang C, Ren G, et al. Randomized phase III trial of induction chemotherapy with docetaxel, cisplatin, and fluorouracil followed by surgery versus up-front surgery in locally advanced resectable oral squamous cell carcinoma. J Clin Oncol. 2012; 31: 744-51.

21) Burtness B, Goldwasser MA, Flood W, et al. Phase III randomized trial of cisplatin plus placebo compared with cisplatin plus cetuximab in metastatic/recurrent head and neck cancer: an eastern cooperative oncology group study. J Clin Oncol. 2005; 23: 8646-54.

22) Vermorken J, Mesia R, Rivera F, et al. Platinum-based chemotherapy plus cetuximab in head and neck cancer. N Engl J Med. 2008; 359: 1116-27.
23) Burtness B, Harrington K, Greil R, et al. Lancet. 2019; 394: 1915-28.
24) Ferris RL, Blumenschen G, Fayette J, et al. Nivolumab for recurrent squamous-cell carcinoma of the head and neck. N Engl J Med. 2016; 375: 1856-67.
25) Brose MS, Nutting CM, Jarzab B, et al. Sorafenib in radioactive iodine-refractory, locally advanced or metastatic differentiated thyroid cancer: a randomised, double-blind, phase 3 trial. Lancet. 2014; 384; 319-28.
26) Schlumberger M, Tahara M, Wirth LJ, et al. Lenvatinib versus placebo in radioiodine-refractory thyroid cancer. N Engl J Med. 2015; 372: 621-30.

〈清田尚臣，藤井博文〉

3 外来薬物療法

1 外来薬物療法の意義

頭頸部がんにおける薬物療法は，外科切除，放射線療法とともに集学的治療の柱の一つである．その適応は局所進行がんから再発転移患者まで幅が広い．薬物療法は従来の殺細胞性抗がん薬，分子標的薬，さらに最近注目されている免疫療法も含む．以前は，局所進行がんであれば，治癒を第一に，再発・転移患者には生存の延長を第一に，治療が行われてきた．しかし，最近は患者の quality of life（QOL）(☞ p.226)を維持しながら治療を実践することが重要視されるようになってきた．QOL は患者にとって主観的な事柄であり，多次元の指標であるが，健康関連の QOL の主な構成要素として，身体面(身体症状，副作用，疼痛など)，機能面(活動性など)，心理面(不安，うつ，認知機能など)，社会面(家族や社会との調和，社会的役割など)を含んでいる．すなわち，副作用が軽ければ QOL 向上につながるという単純なものではない．また，患者治療の安全性を懸念して長期間の入院管理を強いることが必ずしも患者の QOL 維持・向上につながらない．最も大事なことは，患者の視点に立ち戻って治療を実践することである．個々の患者で治療のゴールが異なっているので，治療方針を決定する前に個々の患者のゴールを把握する必要がある．

再発・転移を有する患者の予後は限られている．したがって，治療中患者の QOL を維持・向上させながら生存延長を目指す(quality of survival: QOS)ことが理想的である．すなわち，QOL を維持して普段の生活をしながら薬物療法を受けることである．このような背景から可能な限り薬物治療は外来で実施することが望まれるようになった．さらに 2002 年の診療報酬改定で「外来化学療法加算」が一般病院でも新設され，入院治療から外来・通院治療へ移行させせることで医療費の削減が目指されたことから,急速に外来薬物療法に対する意識が広まった．頭頸部がんに対しても高額な分子標的薬，免疫チェックポイント阻害薬が承認されていることから，医療費の削減は急務である．以上から，患者の QOL 向上，医療費削減の両方の面で，外来薬物療法を推進する意義がある．

2 外来薬物療法の実施状況とその課題

頭頸部がんに対しては CDDP などの白金製剤を中心とした治療が入院で行われてきたが，術後補助療法として外来で実施可能な weekly CDDP＋RT が標準治療となった．白金製剤に不応となった再発・転移頭頸部扁平上皮がんに対する治療は確立した治療がなかったことから，薬物療法を外来にて積極的に行う施設が少なかった．Cmab が頭頸部がんに効能追加されてから，外来にて継続投与する施設も増えたが，化学療法との併用が終了後に Cmab 投与を終了する施設も未だにある．外来通院治療センターの枠が診療科毎に制限があるなどの理由にて外来薬物療法が実施困難なこともある．副作用の懸念から長期間の入院をルーチン化している施設も未だ多い．以上から，1)外来薬物療法の重要性の認識，2)外来薬物療法における適切な支持療法の提供・施設整備などが課題である．

3 外来薬物療法を実施する上で必要なもの

外来で安全に薬物療法を実施するには，①がん薬物療法の適正使用，②適切な支持療法の提供，③施設整備，④患者教育が必須である．

1 がん薬物療法の適正使用

頭頸部がん患者の多くは高齢者であり，高血圧症や糖尿病，高脂血症，認知症などの生活習慣病を合併していることが多い．また飲酒，喫煙歴から心疾患，呼吸器疾患，肝機能障害の合併にも注意が必要である．そのため，既往歴や合併症，生活習慣などの病歴聴取，臓器機能や全身状態の評価は，薬物療法の適応を考えるには必須である．また頭頸部がん患者の多くが独り身であり家族のサポートがないため，副作用が重篤化するまで連絡がないことも多い．禁酒・禁煙が困難である患者もいることから，治療に対する患者の理解も確認する必要がある．以上の通り，様々な要因を総合的に評価した上で薬物療法の適応を慎重に判断する必要がある．

2 適切な支持療法の提供

薬物療法に伴う副作用が生じた場合，適切な支持療法が副作用の重篤化を抑えることで，QOL 維持，副作用中止の回避につながる．薬物療法の管理は，薬物療法に精通した医師が担当することが望ましく，管理に自信がない場合は腫瘍内科医に相談・紹介を検討していただきたい．近隣に協力してくれる腫瘍内科医がいない場合は，薬物療法に精通した医師の育成を検討していただきたい．

薬物療法の副作用の中には分子標的薬による皮膚毒性，肺毒性，さらに免疫療法による免疫関連有害事象など他科にコンサルトを必要とするものもある．自分の専門外のことを遠慮なくコンサルトできる診療体制を構築し，患者の情報を共有して，患者にとって最適な方策を検討していただきたい．さらに，急性・晩期含めたさまざまな副作用，患者の複雑な社会的要因があり，医師のみならず看護師，歯科医師，薬剤師，歯科衛生士，言語聴覚士，栄養サポートチーム，ソーシャルワーカーなど多

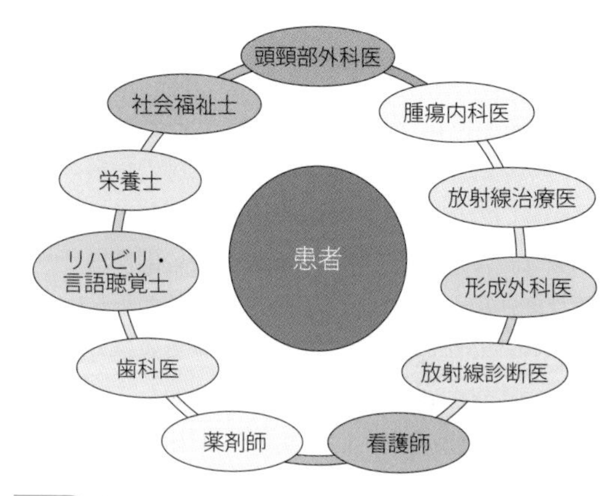

図1 **集学的治療チーム：multidisciplinary team（MDT）**

職種のサポートが必須である．すなわち，多職種協働のチーム医療（multidisciplinary team）の体制で治療が実践されることが推奨されている（図1）．各専門職種が患者サポートすることにより，患者はより質の高いサポートが得られ，治療の完遂・継続の向上に結びつく．さらに，生命予後の改善も見込めるとの報告もされている[1]．集学的治療やチーム医療の意義を評価する無作為化比較試験は倫理的側面からも実施困難であるが，頭頸部がん治療においては必要不可欠であると言える．

3 施設整備

わが国は縦割り社会であるため，これまでチーム医療の基盤整備が遅れている．1人の患者を1人の主治医ではなく，チームで治療していく姿勢を施設内でまず共有すべきである．各自の役割分担を明確化することで，本来すべき仕事に専念することができる．各施設でチーム医療が円滑に機能するよう真剣に検討していただきたい．

国立がん研究センター東病院（以下当院）では，薬剤師が薬物療法に関して積極的に関わっており，チーム医療を構築しているので，参考にしていただきたい．

1)薬剤師外来・テレフォンフォローアップ

がん専門薬剤師，外来がん治療認定薬剤師の資格を有している薬剤師が経口の抗がん薬，分子標的薬に関して，その特徴や治療スケジュール，服薬方法，起こりやすい副作用と時期，注意が必要な副作用，副作用の初期症状，血圧の正しい測定方法(血管新生阻害薬の場合)，患者自身ができる対処方法，連絡してもらいたい症状・副作用など，幅広く説明している．これらのすべての内容を患者が1回の薬剤師外来で理解することは難しいため，繰り返し説明している．血管新生阻害薬の場合，次回の外来診療(1週間後)までの間に患者に直接電話をし，身体の具合などを伺うテレフォンフォローアップを実施している．このテレフォンフォローアップでは，患者に血圧測定を毎日実施しているかを確認するほか，血管新生阻害薬投与で高頻度にみられる，あるいは注意が必要な副作用(高血圧，手足症候群，下痢，疲労・倦怠感，食欲不振，下肢浮腫，出血，血栓塞栓症など)の有無を聴取している．例えば，血小板が減少していると出血しやすくなるため，患者に，「手や足などにアザ(出血斑)がありませんか？」「歯茎から血は出ていませんか？」といった質問をしている．そこで副作用症状がみられる場合は，患者で対処可能なケースにはその対処方法を指導し，減量・休薬が必要なケースには医師に確認している．

そして，2回目以降の薬剤師外来は，原則医師の診察前に行い，テレフォンフォローアップによって得られた情報を踏まえた上で，さらに的確な情報を収集したり，患者が医師に伝えられないことや言いたくても言えないようなことも漏らさずに聞き出せるような環境作りを心がけている．このように，医師の診察前に薬剤師が薬剤師外来やテレフォンフォローアップを行うことで，患者情報を事前に把握しその情報を医師にフィードバックすることができるため，医師は診察で得られる情報とその情報を加味した上で血管新生阻害薬の減量・休薬 / 再開や新たな支持療法の有無を判断できる．そして，医師により血管新生阻害薬の減量などの対応が必要と判断された場合には，診察後にも薬剤師外来を行い，患者と一緒に再確認して，その必要性を十分理解してもらえるようにフォローしている．

がん専門薬剤師，外来がん治療認定薬剤師の資格を有している薬剤師によるがん患者指導管理料の算定も可能となっているので，十分に活用していただきたい．

2) ホットライン

外来薬物療法を実施中に副作用で困った場合，通院治療センター専属薬剤師または看護師へ直通となる電話相談を受けることができる．薬剤師または看護師が判断困難な場合は，医師へ電話が転送される．ホットラインで対応したことは電子カルテを通して担当医師に必ずフィードバックされ，必要があれば医師が直接患者に連絡する．

4 患者教育

外来で薬物療法を開始前に起こりうる副作用，副作用発現時の対応，緊急時連絡のタイミングなどの患者教育を十分に行う必要がある．外来薬物療法において副作用への初期対応は患者あるいは家族自身が行うので，患者教育は非常に重要である．しかし，医師がこれらについて十分時間をかけて説明を行っても，患者は十分に理解できないこともあるし，時間の経過とともに説明内容を忘れてしまうことも多い．重篤な副作用が出現時に患者本人は冷静に判断することもできない．これらを解消するためには，起こりうる副作用，副作用発現時の対応，緊急時連絡のタイミングなど，説明を聞いていない家族でも理解できるリーフレットなどが非常に有用である．当院では外来薬物療法を実施する全ての患者にフローチャートによる誘導形式の説明文書[2)]を配布している.

文　献

1) Friedland PL, Bozic B, Dewar J, et al. Impact of multidisciplinary team management in head and neck cancer patients. Br J Cancer. 2011; 104: 1246-8.
2) Suzuki S, Enokida T, Kobayashi T, et al. Evaluation of the impact of a flowchart-type leaflet for cancer inpatients. SAGE Open Med. 2014; 2: 2050312114531256.

〈田原　信〉

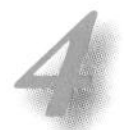

多職種との連携のしかた

局所進行頭頸部がんに対する化学放射線療法では，重篤な粘膜炎，嚥下障害，味覚障害などから低栄養に陥る．また治療後の嚥下障害も遷延することが多い．晩期毒性として嚥下障害からの誤嚥性肺炎も問題となっている．頭頸部がんに対する薬物療法は，従来の殺細胞性の抗がん薬のみならず分子標的薬，免疫チェックポイント阻害薬など多岐にわたる有害事象がある．甲状腺がんに対する血管新生阻害薬の投与は，2 年以上と長期であり，高血圧，倦怠感，食欲不振，手足症候群など患者のQOL を悪化させるリスクがある．したがって，頭頸部がんの治療には，医師のみならず看護師，歯科医師，薬剤師，歯科衛生士，言語聴覚士，栄養サポートチーム，ソーシャルワーカーなど多職種のサポートが必須である．各専門職種が患者サポートすることにより，患者はより質の高いサポートが得られ，治療の完遂・継続の向上に結びつく．わが国は縦割り社会であるため，これまでチーム医療の基盤整備が遅れている．自施設でチーム医療を円滑に実施する上で，いかに多職種と連携するか(自分達には何が足りないか，何が問題なのか)を検討し，その課題を迅速に是正すべきである．

〈田原　信〉

1 薬剤師の役割

国立がん研究センター東病院(以下，当院)は，薬剤師が薬の専門職として患者へ安全かつ合理的な薬物治療を提供することを目的に業務を行っている．薬剤師の役割は治験やゲノム医療などにも及ぶが，以下には実臨床におけるがん薬物療法での薬剤師の役割について焦点を当てて記載する．

① **医薬品情報の提供**: 臨床業務を行うにあたって医薬品情報は必須である．特に頭頸部がん治療においては内服困難な症例が多く，薬の粉砕，簡易懸濁の評価や他の内服薬もしくは注射の代替薬などの評価が必要になる．

② **レジメン申請と登録**: 申請医師と連携し，エビデンス，用量，投与法，支持療法，看護師による投与行程，医療安全面を考慮したレジメンの作成とその評価，電子カルテへの登録を実施する．

③ **レジメンチェック**[1, 2]: オーダーされたがん薬物療法レジメンの処方内容を事前にチェックするレジメンチェックとよばれる業務は全国で実施され[1]．電子カルテのオーダリングで防げない致命的なミスを検出する[2]．

④ **抗がん薬の調製・調剤，抗がん薬曝露対策**: 高度な設備における薬剤師による抗がん薬調製は医療従事者への抗がん薬曝露を抑える．曝露対策は投与時にも必要であり，「がん薬物療法における職業性曝露対策ガイドライン 2019 年版」(日本がん看護学会，日本臨床腫瘍学会，日本臨床腫瘍薬学会編)に基づいた体制構築が必要である．

⑤ **入院治療**: 説明書をもちいた服薬指導を行う．2012 年度に新設された病棟薬剤業務実施加算により病棟常駐が可能になり，処方提案や相談応需が増大した[3]．さらにカンファレンス・回診への参加を含めた診療科チームとの協働により薬剤

費抑制，処方提案増加，有害事象対応がなされる[4]．当院ではアキャルックス®やRADPLATのような特殊で時間に従って実施しなくてはならないレジメンにおいて看護師へ投与時間スケジュールの立案や不慣れなレジメンが実施される場合の補助をする．

⑥ **外来治療**: 通院治療センターでは薬剤師が薬の説明をするとともに有害事象モニタリング，服薬アドヒアランス確認を実施する．また，2015年より投与当日における直前の臨床検査値を確認する業務も行っている．しかし，直接患者に処方箋が渡されて始めから外来で治療がされる経口抗がん薬は，多くの病院でチェックや説明介入が困難な状況であり[1]，知識不足を感じている保険薬局薬剤師は多い[5]．薬剤師外来は経口抗がん薬の処方確認と患者への説明を担い，その役割は大きい．いずれも診療報酬が得られるが，加えて外部の医療機関や保険薬局と実施している注射抗がん薬レジメン実施状況，投与量，副作用発現状況などの情報共有を行うことで得られる連携充実加算も新設された．

⑦ **外来診察同席業務**: 当院は医師の外来診察に薬剤師を配属して業務も行っている．これにより外来診察と連携した薬剤師の処方提案や有害事象管理などが実践できる[6,7]．米国で行われているが現時点で日本では診療報酬が得られないため将来の臨床業務として期待される．

⑧ **化学療法ホットライン，テレフォンフォローアップ**: 当院はがん薬物療法に伴う有害事象に対する支持療法薬の使用方法やどのようなタイミングで電話相談するかについてフローチャートで図式化した説明書を医師の合意を得て作成し活用している[8,9]，電話相談は電話相談窓口「外来化学療法ホットライン」で薬剤師が対応している[10]．また，レンバチニブのような経口抗がん薬においてはテレフォンフォローアップを実施しており，治療に関わる重要な事象を検出できてい

る[11].

⑨ **保険薬局薬剤師との連携**：近年，外来におけるがん治療を担うことを目的として保険薬局薬剤師が関わる診療報酬が拡充され保険薬局は患者のテレフォンフォローアップや有害事象をFAXで報告するトレーシングレポートを実践している．

⑩ **免疫関連有害事象(irAE)に対する多職種との連携**：irAEは診療科横断的に専門家による対応が必要であることから院内整備とマニュアルの作成に関与する．薬剤師はさらに患者向けの説明書を作成しており，⑤～⑧の業務や⑨の連携にも活用している．

⑪ **タスクシフティングとプロトコールに基づく薬物治療管理(protocol based pharmacotherapy management(PBPM)**：日本における医師の業務負担が大きいため，その軽減を目的としたタスクシフティングが積極的に展開されており，PBPMにより代行処方，処方修正，検査のオーダーの追加などを実施している医療機関が存在する．この根拠としては，厚生労働省医政局長通知(医政発0430第1号)において薬剤師を積極的に活用することが可能な業務の一つとして，「薬剤の種類，投与量，投与方法，投与期間などの変更や検査のオーダーについて，医師・薬剤師などにより事前に作成・合意されたプロトコールに基づき，専門的知見の活用を通じて，医師などと協働して実施すること」があげられる．

文　献

1) Suzuki S, Sakurai H, Kawasumi K, et al. The impact of pharmacist certification on the quality of chemotherapy in Japan. Int J Clin Pharm. 2016; 38: 1326-35.
2) Suzuki S, Chan A, Nomura H, et al. Chemotherapy regimen checks performed by pharmacists contribute to safe administration of chemotherapy. J Oncol Pharm Pract. 2017; 23: 18-25.
3) 鈴木真也，牧　陽介，山本香織，他．がん専門病院における持参ハイリスク薬の実態と病棟専任薬剤師による業務の実態調査．医療．2014; 68:

291-9.
4) 鈴木真也，矢島陽子，小林武彦，他．がん化学療法における病棟常駐医療チーム専属薬剤師の有用性の評価．日本病院薬剤師会雑誌．2012; 48: 211-5.
5) Suzuki S, Abbott R, Sakurai H, et al. Evaluation of community pharmacist ability to ensure the safe use of oral anticancer agents: a nationwide survey in Japan. Jap J Clin Oncol. 2017; 47: 413-21.
6) Suzuki H, Suzuki S, Kamata H, et al. Impact of pharmacy collaborating services in an outpatient clinic on improving adverse drug reactions in outpatient cancer chemotherapy. J Oncol Pharm Pract. 2019; 25: 1558-63.
7) Kamata H, Suzuki S, Demachi K, et al. Drug cost savings resulting from the outpatient pharmacy services collaborating with oncologists at outpatient clinics. Euro J Oncol Pharmacy. 2020; 3: e22.
8) Suzuki S, Enokida T, Kobayashi T, et al. Evaluation of the impact of a flowchart-type leaflet for cancer inpatients. SAGE Open Med. 2014; 2: 2050312114531256.
9) 鈴木真也，榎田智弘．田原　信，編．地域医療連携サポートBOOK フローチャートでわかるがん化学療法の副作用．東京．南山堂; 2015.
10) Tahara M. Management of recurrent or metastatic thyroid cancer. ESMO open. 2018; 3: e000359.
11) Suzuki S, Horinouchi A, Uozumi S, et al. Impact of outpatient pharmacy interventions on management of thyroid patients receiving lenvatinib. SAGE Open Med. 2020; 8: 2050312120930906.

〈鈴木真也〉

2 看護師の役割

頭頸部領域は発声・嚥下・咀嚼など日常生活を営むうえで重要な機能をはたしている．整容性の観点からも，治療や病状の進行によって機能障害やボディイメージの変化が起こると患者の QOL に大きく影響を及ぼす．そのため，診断や治療だけでなく生活への配慮も考慮して患者に関わることが求められている．多職種連携が求められる中で看護師は医療者の中で患者に一番身近な存在であるため，患者のニーズをキャッチしやすい職種の 1 つである．患者へのケアを提供するだけでなく，さまざまな医療従事者間のコーディネートを担う看護師の役割は大きい．

1 治療方針決定から治療開始まで

治療方針は病期に応じて決定されるが，合併症や機能障害などによって方針が異なることや，状況によって治療の選択肢が複数になることもある．治療方針の決定には，病状や治癒率，治療効果，機能障害などに加え，患者・家族の価値観や治療後の生活を含めた検討が必要となる．患者・家族の希望，理解度，反応を確認し意思決定支援をしていく．また，喫煙や飲酒の嗜癖の問題が，家族関係や仕事・経済面に影響していることもあり，患者背景を把握したうえで専門的視点での評価・調整を行う．治療開始前に全身状態，症状の有無，セルフケア能力，サポート体制などを確認し，患者自らが病気や治療を受け入れ，ベストな状況で治療が開始できるように他の職種と患者情報を共有，連携をはかる．

・主治医：治療への理解，治療実施に当たっての問題点，症状マネジメント
・歯科医・歯科衛生士：口腔環境，ケア（習慣，方法）
・精神腫瘍科：病気や治療などに対する不安や抑うつ，せん

妄の既往，アルコール依存
- 言語聴覚士(speech therapist：ST)：嚥下機能障害
- 薬剤師：治療薬に関する理解
- 医療ソーシャルワーカー(MSW)：治療費などの経済的問題や療養場所の問題，就労支援
- 緩和ケア科(支持療法チーム)：疾患による症状のコントロール
- 栄養士(栄養サポートチーム；NST)：低栄養，嚥下機能障害による食事の工夫

このほか，看護師間での連携(外来，病棟，通院治療センター)も重要である.

2 治療中

頭頸部がん治療には殺細胞性抗がん薬のほか，分子標的薬の化学療法や放射線治療との併用，新規薬剤として免疫チェックポイント阻害薬も登場し，多くの薬剤が使用されている.

化学放射線療法(CRT)では皮膚炎や口腔咽頭粘膜炎が必発するが，管理が不十分であると治療中断に繋がる．そのため，疼痛コントロールや栄養管理が重要となる．看護師は症状や所見の観察以外に，皮膚や口腔内の清潔ケア，栄養摂取状況について実際の行動を確認する．国立がん研究センター東病院では治療開始前に胃瘻造設し，患者自身で胃瘻から栄養剤注入や薬剤投与が行えるように指導している．治療経過に伴い症状や状態は変化するため，セルフケア状況と合わせてセルフケア能力の評価を行うことが重要である．CRT は長期間の治療となることや外来治療移行時期があることから，セルフケア支援が必要な場合は支援者への指導も重要となる．外来治療中は頭頸部外来，放射線治療科外来にて引き続き介入できるように情報の共有を行う．その際は電子カルテ上のシステムを有効活用する.

3 分子標的薬を用いた治療

痤瘡様皮疹や皮膚亀裂，爪囲炎といった皮膚症状が出現する．痤瘡様皮疹に対しては複数の軟膏薬があり，部位によって使い分けているため混乱をきたす患者も多い．症状がみられない治療開始時から軟膏薬の使用部位や回数，塗布方法について，薬剤師と協働し指導を行う．予防ケアが重要であることを伝え，保清，保湿，保護のスキンケアについて日常生活上の注意点も含めて指導をする．皮膚亀裂や爪囲炎は疼痛を伴うため，患者の日常生活に影響を与える．症状の重症化を予防するための症状や所見の観察と同様，患者が感じている苦痛に寄り添い不安の軽減に努めることが看護師の重要な役割である．

4 免疫チェックポイント阻害薬を用いた治療

免疫チェックポイント阻害薬の免疫関連有害事象(irAE)は多岐にわたる．irAE を早期に発見し対応することが重要であり，症状を見逃さない，やり過ごさないためのセルフモニタリングについての患者や家族への指導や説明が必要となる．高齢者など体調変化に気づけない場合や，発生機能低下によりコミュニケーションが取れない場合など，どのように症状を伝えてもらうか，薬剤師と情報共有し，患者や家族がすぐに相談できるように相談窓口についても検討する．症状マネジメントにおいては家族の協力を得る．

5 経口抗がん薬を用いた治療

服薬アドヒアランスを良好に維持するための支援が重要となる．患者自身が治療を理解し，症状のモニタリングやセルフケアを行いながら服薬を継続できるように医師や薬剤師と連携し支援を行う．看護師は受診ごとに患者と家族に症状や生活状況を確認し，医師や薬剤師と情報共有する．患者が主体的な姿勢で治療に参加できるように，アドヒアランスを低下させる要因についてアセスメントし，患者の力を活かした支援を行っていく．具体的な内服管理については，服薬カレンダーや配薬ケースの使用など個々に合わせた可能な方法を，患者・家族とともに考えていく．

6 治療後

治療に伴う症状について経過観察し，多職種と情報共有と連携をはかりながら日常生活へのサポートを行う．

文 献

1）藤井正人，監．頭頸部がん薬物療法ハンドブック改訂 2 版．東京：中外医学社 2017.
2）高橋俊二．頭頸部がん化学療法と有害事象管理．耳鼻(補 1)．2019; 65: 24-34.
3）特集　チームで取り組む経口抗がん剤薬．がん看護．2015; 20 (4) 5・6 月号.
4）田原　信，林　隆一，秋元哲夫，編．臨床頭頸部癌学．東京：南江堂; 2016.

〈中盛祐子，全田貞幹〉

3 言語聴覚士の役割

頭頸部がんの術後患者に対するリハビリテーションの重要性は広く認知され，手術を施行している施設の多くで，多職種による嚥下リハビリテーションが行われるようになってきた．一方，近年，局所進行頭頸部がんに対する臓器温存を目指した標準治療として，化学放射線療法が広く行われるようになってきたが，化学放射線療法は粘膜組織や筋組織にさまざまな変化を及ぼす．粘膜炎，口腔乾燥，味覚の変化，開口障害，嚥下痛，食欲不振，浮腫，感染，歯牙の変化などにより嚥下障害をきたし[1]，臓器温存が可能でも必ずしも機能温存となっているわけではない．治療中から治療後数カ月は経口摂取が困難となる症例が多く，非外科的治療においても嚥下リハビリテーションの必要性が認識されるようになってきた．

医師の指示のもとに，適切な嚥下機能評価を行い，リハビリテーションのプログラムを実施することが言語聴覚士の役割である．術後の患者であれば，経過とともに機能が改善していくことが多いが，化学放射線療法を受ける患者では，がんの縮小による通過障害の改善や，粘膜炎による浮腫や疼痛の出現や改善，味覚障害や唾液分泌能の低下により，治療中の嚥下動態は刻々と変化している．状況に応じて嚥下機能評価を行い，その時々に最適なリハビリテーションを提供していくことが求められる．治療の後半では粘膜の浮腫や炎症，偽膜形成による知覚低下により誤嚥のリスクが高まり，食事形態の変更も随時必要となる．主治医とともに，看護師や歯科衛生士や管理栄養士とも情報交換を行い，適切な対応を探り出す．

神戸大学病院では，それぞれの職種を交えて週1回摂食・嚥下カンファレンスを行い，患者の病態，栄養状態，口腔内の状態，摂食・嚥下機能，食事形態やリハビリテーションについて情報交換を行い病態の把握を行っている．看護師からは患者の摂取状況や間食の有無，胃瘻からの経腸栄養剤の注入状況，疼痛の有無，鎮痛薬の使用状況などの情報を収集し，言語聴覚士から看護師には患者の摂取している食事形態や嚥下時の注意点などについて申し送っている．ここで話しあった内容をカルテに記載して情報共有をはかり，病棟回診や耳鼻咽喉科・放射線腫瘍科・腫瘍内科・歯科口腔外科が集う頭頸部腫瘍カンファレンスに参加し，適宜患者情報や治療内容を把握するように努めている．主治医に訓練経過や患者情報の密な報告を行い，患者と関わる看護師，歯科口腔外科医，歯科衛生士，管理栄養士，薬剤師などのスタッフと連携をとることは言語聴覚士としての重要な役割である．

入院中に経口摂取への移行が進まない場合は，胃瘻の併用や経鼻胃経管栄養法を選択し，退院や転院となる場合も少なくない．外来でも，主治医らによる定期検診に併せて，時間の許す限り主治医とともに嚥下機能評価やリハビリテーションを継続している．入院中と違い，通院は月に1～2回程度で患者を指導する時間も限られる．自宅で経口摂取した食事内容や胃瘻からの注入内容と量，体重の変化などをノートに記載し，通院時に持参してもらい，これらの情報をもとに適切な指導を行うようにしている．介護保険を利用して訪問看護ステーションが関わる場合は，退院前カンファレンスにも同席し，ケアマネージャーや訪問看護スタッフ，リハビリテーションスタッフに嚥下リハビリテーションについて申し送りを行い，転院となる場合にも，嚥下リハビリテーションの内容についてサマリを記載し，転院先のリハビリテーションスタッフに申し送っている．

文　献

1）Crary MA, Groher ME. In: 嚥下障害と頭頸部癌　嚥下障害入門．東京: 医歯薬出版，2007. p.79-102.

〈高橋美貴，丹生健一〉

4 医療ソーシャルワーカーの役割

1 がん治療に伴い生じる社会的問題

1980年代，がん患者が直面する心理的・社会的・経済的問題は，“Death”（死への不安・恐怖），“Dependence”（医療従事者や家族などの他者への依存），“Disfigurement”（治療や手術による容姿の変貌とそれによる心傷），“Disability”（仕事や役割などの社会的能力の低下），“Distance”（他者との関係に距離感が生じることによる阻害・崩壊）という“5つのD”として示された[1]．

1980年代当時のがん患者の苦痛は，治療や手術による容姿の変貌といった身体的苦痛やそれによる心傷が上位を占めていた[2]．その後，支持療法薬の発展に伴い，身体的苦痛は徐々に下位に移行し，2000年代の調査では，家族への影響や仕事への影響，社会活動への影響といった社会生活に関する事柄が上位に移行している[3]．加えて，現在は従来の問題に加えて，新薬の薬剤費の高額化といった経済的問題も顕在化している．

医療ソーシャルワーカー（medical social worker: MSW）は，これら社会的問題に対し他職種と協働して患者とその家族の心身の状況把握や意思決定プロセスの特徴とその際のキーパーソンなどを評価した上で，問題解決に有用な社会資源の同定と情報提供を行うとともに，動機づけやコミュニケーション支援を通じて問題解決の支援を行う．

2 医療ソーシャルワーカーの役割

▶社会資源の活用促進

経済的問題，社会復帰，介護力不足，言語の問題など，実用的な問題に対し，地域の社会資源や，公的制度の活用を促進し，問題の解決の支援を行う．

▶患者教室・サポートグループを通じた支援

患者教室・サポートグループでは，病気への適応，役割変化に伴う喪失感，家庭や職場との人間関係，機能的変化に対する対処法の伝達など，心理的・社会的問題を対象として取り扱う．具体的には多職種から編成される患者教室やセルフケア講習会，茶話会などがあげられる．その目的は，①各専門職や他の患者とのコミュニケーションを通じて生活上の困難に対する具体的かつ実践的な対処法を体験的知識として獲得すること，②コミュニケーションを通じて自尊心を取り戻す，といったことがあげられる[4]．

▶地域と協働して展開する支援

医療ソーシャルワーカーは，医療機関内の多職種に限らず，地域の医療福祉従事者やあらゆる社会のネットワークのマネジメントも行う．それは，限られた社会資源の中でより効果的な支援を実現するための基盤づくりである．

具体的には，地域医療機関との顔の見える関係づくりを目的とした定期的な情報交換会の開催，退院前カンファレンスの実施，患者会と協働したサポートグループの開催，化粧品会社と協働し治療による副作用へ変色した皮膚に対するカバーメイクの体験会など，多岐にわたる．

また，医療ソーシャルワーカーは，既存の社会資源で解決できない問題に対して，新たな支援資源を院内多職種や地域医療福祉従事者，行政，地域のあらゆる関係者とともに問題を共有し，新たな社会資源の構築を目指す，地域ネットワークマネジメントの視点をもつことも必要不可欠である．

3 社会的問題への支援を医療機関で実践する意義

社会的問題に対する支援を医療機関で積極的に実践する意義は大きくわけて2つある．1つは，がん治療の安全な継続・完遂のためである．社会的問題は身体的・精神的苦痛に連鎖するとされ，問題が重層化した場合，治療の中断につながることも少なくない．したがって，身体面・精神面の安定と，社会面の安定は車の両輪の関係にあると認識し，包括的な視点でアセスメントを行うことが望ましい．

2つめは，制度活用の側面からである．我が国における社会資源利用は，原則自己申請制であり，患者自身が自身の状況に合致した社会資源を同定し，適切な窓口へ申請をしなければ利用は実現しない．従来であれば，一連の手順について親族や近隣住民から支援を受けられる環境であったであろうが，少子高齢化が進む今，必ずしも患者自身の身近に支援者が存在するとはいえない時代である．こうした環境の中では，医療従事者が唯一，どの患者に対しても平等に支援者となりうる存在である．特に医師や看護師は，最も患者に接する頻度の高い医療従事者として，社会的問題の有無についてスクリーニングを実施する立場として期待される．

文　献

1）Goldberg R, Cullen L. Depression in geriatric cancer patients : guide to assessment and treatment. The Hospice Journal. 1986; 2:79-98.

2）Coates A, Abraham S, Kaye SB, et al. On the receiving end-patient perception of the side-effects of cancer chemotherapy. Eur J Cancer Oncol. 1983; 19: 203-8.

3）Careile N, Piotto E, Bellanger A, et al. Changing patient perceptions of the side effects of cancer chemotherapy. Cancer. 2002; 95: 155-63.

4）竹中文良．がん患者とその家族を対象とする医療相談システム開発のための基礎研究．文部省科学研究費補助金研究成果報告書，2001.

〈坂本はと恵〉

Column がん治療と就労支援

2020 年 10 月，国立がん研究センターより，がん患者の療養生活に関する体験調査の結果が報告された．がんの診断を受けた時に仕事をしていた患者のうち 19.8%が治療のために退職あるいは廃業しており，そのうち，確定診断前から初回治療までの診断初期に仕事を辞めた患者は 6 割を超えることが明らかになっている．一方で，治療開始前に就労の継続について医療スタッフから話があったと回答した人は 39.5%に留まる結果であった．

この調査結果は，医療現場における両立支援が今まで以上に浸透することが求められていることが明らかにされたといえよう．

今，働く世代のがん患者の診療に関わる全ての医療者に求められる基本対応は，大きく分けて 4 つある．

1 つは，がん診断時に「早まって辞めないで．なぜ辞めたいのか，立ち止まって考えて．」と，患者に伝えることである．

2 つめとして，会社員としてもっている権利の情報収集を推奨することである．その際には，休暇制度や，時差出勤などの勤務制度の有無はもちろん，本人と医療機関との情報共有の窓口を担う担当者（人事労務担当者・上司・産業医など）の有無も確認することで，主治医と職場の連携が円滑に進むことも助言するとよい．

3 つめは，治療に関する情報理解の支援である．治療に要する時間的見込みや，通院・入院頻度を知ることで患者は休暇の必要性を職場に伝えることが可能となる．また，これから受ける治療の副作用に関する情報提供も重要である．これらの情報は，患者と職場が復職後の勤務時間や職務内容の相談に有用である．

4つめは，リハビリや生活習慣の維持を推奨することである．がん治療後の身体活動量の低下については，元の身体活動量を100とすると30%しか改善しないことなどがすでに明らかになっている．出勤する前提で就寝・起床をする，出勤する時間帯に外出するなどのリハビリの積み重ねが，スムーズな復職の一助となる．

〈坂本はと恵〉

第II部

がん薬物療法各論

治療の推奨度の説明

★★★：ランダム化比較試験やメタアナリシスに基づく世界的にもコンセンサスのある治療

★★：ランダム化比較試験の報告はないが，一定のエビデンスとコンセンサスのある治療

★：推奨できる明確なエビデンスはないが，一般臨床でのオプションとなる治療

1 局所進行頭頸部がんに対する治療法

1 CDDP 併用化学放射線療法

1 適　応

- 局所進行頭頸部がんに対する根治的治療.

2 用　量

- **シスプラチン（CDDP） 100mg/m^2　day 1, 22, 43（★★★）[1-4]**
  放射線治療期間中にシスプラチン 100mg/m^2 を 3 週間毎に 3 回繰り返す.

  放射線治療

  根治的治療の場合：総線量 70Gy/35Fr のことが多い.

CDDP の用量について

CDDP の世界的な標準用量である 100mg/m^2 の日本人における認容性は確認されており，理由なく減量すべきではない．しかし，実臨床における患者の状態は臓器機能低下，合併症など様々であり減量が必要な場合もある．そのような場合には，認容性に考慮しつつ一定の治療効果を担保するために，1 回用量を 80mg/m^2（★）に減量したり，20mg/m^2×4 日間（★）のように分割したりする工夫が行われることもある.

放射線療法終了後の CDDP 投与

治療による副作用のため，CDDP 投与が延期され，放射線療法が終了することがある．放射線療法終了と同時に CDDP 投与を終了するか，放射線療法終了後に CDDP 投与を許容するか明確な結論に至っていない．しかし，CDDP の総投与用量と治療成績が相関していること，放射線療法終了後にも CDDP による放射線増感作用が期待されることから，放射線療法終了 2 週間まで CDDP 投与を許容している臨床試験が多い．

3 投与時の注意点

▶一般的注意

- **血液毒性**: Grade 4 の血液毒性や発熱性好中球減少(☞ p.124)を生じた場合には，次コースより 20％減量を考慮．Grade 3 以下の血液毒性のみの場合は，安易に減量しない．

▶シスプラチン

- **嘔気・嘔吐**: 高度催吐性の抗がん薬であり，適切な嘔気・嘔吐対策が必要である(☞ p.134)．
- **腎障害**: 腎障害時には，腎機能に応じた減量が必要である(☞ p.140)．
- **電解質異常**: 低 Na 血症や低 Mg 血症を生じることが多いため定期的なモニタリングが必要．このため，生理食塩水や細胞外液輸液主体の輸液を行うとともに，硫酸 Mg 液(20mL, 1mEq/mL)を 0.5～1A を生理食塩水 100mL に混ぜて 30 分程度で投与し補正することも考慮(☞ p.144)．
- **末梢神経障害**: 総投与量に相関する．日常生活に支障をきたすような Grade 3 以上の末梢神経障害を生じた場合は減量もしくは中止を考慮(☞ p.150)．
- **聴力障害**: 1 回投与量および総投与量に相関する．高音域主体の聴力低下．補聴器は必要なくても日常生活に支障をきたすような聴力障害（Grade 2 以上）を生じた場合には投与の減量または中止を考慮（☞ p.153）．

▶化学放射線療法を行う際の支持療法

頭頸部がんに対して化学放射線療法を行う場合，治療目的は根治であるため治療強度を維持しつつ，様々な有害反応を管理することが必要である．こうした有害反応が強ければ治療を休止し回復後に再開することが必要な場合もある．しかし治療の休止は治療効果を下げることも知られており，支持療法を充実させることで可能な限り治療の休止なく化学放射線療法を完遂する努力が非常に重要である．こうした頭頸部がんの化学放射線療法を行う際の支持療法については本書後半の支持療法の各項を参考にしていただきたい（☞ p.186～）．

4 投与例

● CDDP 100mg/m^2

薬品名	Day1	Day2	Day3	Day4	Day5	Day6	Day7
生理食塩水 1000mL ＋硫酸マグネシウム 1A 3 時間点滴静注	↓						
生理食塩水 100mL グラニセトロン 1mg デキサメタゾン 9.9mg 30 分点滴静注	↓						
生理食塩水 100mL デキサメタゾン 9.9mg 30 分点滴静注		↓	↓	↓			
アプレピタント 125mg 内服	↓						
アプレピタント 80mg 内服		↓	↓				

（次頁につづく）

（前頁より）

薬品名	Day1	Day2	Day3	Day4	Day5	Day6	Day7
生理食塩水 500mL シスプラチン（　）mg 1 時間点滴静注	↓						
ラシックス 1A 側管静注	↓						
生理食塩水 1000mL＋ ソルデム 3A 1000mL 8 時間点滴静注	↓						
生理食塩水 1500mL＋ ソルデム 3A 1500mL 12 時間点滴静注		↓	↓				
生理食塩水 1000mL＋ ソルデム 3A 1000mL 10 時間点滴静注				↓	↓	(↓)*	(↓)*

*経口摂取や腎機能の状態に応じて適宜調節

文　献

1) Forastiere AA, Goepfert H, Maor M, et al. Concurrent chemotherapy and radiotherapy for organ preservation in advanced laryngeal cancer. N Engl J Med. 2003; 349: 2091-8.
2) Adelstein DJ, Li Y, Adams GL, et al. An intergroup phase III comparison of standard radiation therapy and two schedules of concurrent chemoradiotherapy in patients with unresectable squamous cell head and neck cancer. J Clin Oncol. 2003; 21: 92-8.
3) Bernier J, Domenge C, Ozsahin M, et al. Postoperative irradiation with or without concomitant chemotherapy for locally advanced head and neck cancer. N Engl J Med. 2004; 350: 1945-52.
4) Cooper JS, Pajak TF, Forastiere AA, et al. Postoperative concurrent radiotherapy and chemotherapy for high-risk squamous-cell carcinoma of the head and neck. N Engl J Med. 2004; 350: 1937-44.

〈田原　信〉

2 Weekly CDDP 併用化学放射線療法

1 適応・対象

局所進行頭頸部がん術後再発高リスク患者に対する術後治療.

局所進行頭頸部がんに対する根治的治療.

2 用 量

- **CDDP 40mg/m²**

放射線療法の期間中に週に 1 回投与(★★★)

局所進行頭頸部がん術後再発高リスク患者に対しては，ランダム化比較試験において CDDP 40mg/m² が CDDP 100mg/m² に対する非劣性が示されている[1]. しかし根治的治療に対しては，ランダム化比較試験の報告はなく CDDP 100mg/m² が標準治療である. このため，腎障害など臓器障害のある患者に対して CDDP 40mg/m² を実臨床で使用されることがある. 一方で，上咽頭がんではランダム化比較試験において，Stage II で CDDP 30mg/m² が，Stage III/IV では CDDP 40mg/m² が照射単独に比べて良好な成績が報告されている(★★★)[2, 3].

3 投与時の注意点(有害事象管理や休薬減量のポイント)

本療法は放射線治療が主たる治療であるので，可能な限り放射線治療が完遂されることを優先する. そのため，何らかの有害事象が観察された場合，最初に CDDP の延期・休止を行い，さらに重篤な有害事象が発生した場合には放射線治療を休止する(表 2).

▶一般的注意

- **嘔気・嘔吐**: 1 回投与量が少ないが，高度催吐性の抗がん薬であり，適切な嘔気・嘔吐対策が必要である(☞ p.134).

表2 CDDP 延期，放射線治療休止・再開規準(例)

有害事象	CDDP 投与規準(すべて満たす)	放射線治療休止規準(いずれかに該当)	放射線治療再開規準(すべて満たす)
白血球数	≧2000/mm³	＜1000/mm³	≧1000/mm³
好中球	≧1000/mm³	＜500/mm³	≧500/mm³
血小板数	≧75000/mm³	＜25000/mm³	≧25000/mm³
AST	≦100IU/L	–	–
ALT	≦100IU/L	–	–
総ビリルビン	≦2.5mg/dL	–	–
CCr*	≧30mL/min	–	–
口腔，咽頭，喉頭粘膜炎	≦Grade 3	Grade 4	–
放射線性皮膚炎	≦Grade 3	Grade 4	–
発熱性好中球減少症	Grade 0	≧Grade 3	Grade 0
感染	Grade 0	≧Grade 3	Grade 0
治療当日の G-CSF 使用の必要性	なし	あり	なし
感染を疑わせる 38℃以上の発熱	なし	あり	なし

*腎障害時の CDDP の減量規準

腎機能	CDDP 投与量
CCr≧50 mL/min	40mg/m²
CCr＜50mL/min, CCr≧40mL/min CDDP	30mg/m²
CCr＜40mL/min, CCr≧30mL/min CDDP	20mg/m²
CCr＜30mL/min	投与中止

- **腎障害**: 1 回投与量が少ないが，腎障害が出現することがあり，飲水(1.5L 以上)を励行するとともに，適切な補液を行う．腎障害出現時には腎機能に応じた減量が必要である(☞ p.140)．
- **電解質異常**: 低 Na 血症や低 Mg 血症を生じる場合があるため，定期的なモニタリングが必要(☞ p.144)．
- **末梢神経障害**: 総投与量に相関する．日常生活に支障をきたすようなGrade 3以上の障害を生じた場合は減量もしくは中止を考慮(☞ p.150).

- **聴力障害**: 1回投与量および総投与量に相関するため，本治療では日常生活に支障をきたすような聴力障害(Grade 2以上)を生じることは少ない．しかし，自覚症状はないことが多いが，高音域主体の聴力低下は多くの症例で出現する．耳閉感や耳鳴りが症状として現れることもある(☞ p.153).

▶化学放射線療法を行う際の支持療法

頭頸部がんの化学放射線療法を行う際の支持療法については本書後半の支持療法の各項を参考にしていただきたい(☞ p.186～).

4 投与例

薬品名	Day1
生理食塩水 100mL ホスアプレピタント 150mg パロノセトロン 0.75mg デキサメタゾン 9.9mg 30分点滴静注	↓
生理食塩水 50mL 5分点滴静注(ルートフラッシュ)	↓
生理食塩水 500mL アスパラギン酸カリウム 10mEq 硫酸マグネシウム補正液 8mEq 1時間点滴静注	↓
マンニトール注射液 20% 300mL 30分点滴静注	↓
生理食塩水 250mL シスプラチン( )mg 1時間点滴静注	↓
生理食塩水 500mL アスパラギン酸カリウム 10mEq 1時間点滴静注	↓
オランザピン 5mg 内服　day 1–3	

文　献

1) Kiyota N, Tahara M, Fujii H, et al. Phase II/III trial of post-operative chemoradiotherapy comparing 3-weekly cisplatin with weekly cisplatin in high-risk patients with squamous cell carcinoma of head and neck (JCOG 1008). J Clin Oncol. 2020; 38: (15_suppl)6502.
2) Chen QY, Wen YF, Guo L, et al. Concurrent chemoradiotherapy vs radiotherapy alone in stage II nasopharyngeal carcinoma: phase III randomized trial. J Natl Cancer Inst. 2011; 103: 1761-70.
3) Chan AT, Leung SF, Ngan RK, et al. Overall survival after concurrent cisplatin-radiotherapy compared with radiotherapy alone in locoregionally advanced nasopharyngeal carcinoma. J Natl Cancer Inst. 2005; 97: 536-9.

〈清田尚臣〉

3 セツキシマブ＋放射線療法

1 適　応

局所進行頭頸部がんに対する根治的治療.

2 用　量

- **セツキシマブ 400mg/m²**

放射線治療の 1 週間前より開始. 以後毎週 250mg/m² を放射線治療終了まで繰り返す(★★★)[1,2].

	Day−7	Day1	Day8	Day15	Day22	Day29	Day36	Day43
放射線治療		2Gy/fr×33〜35fr						
セツキシマブ 初回 400mg/m² 2 回目以降 250mg/m²	↓	↓	↓	↓	↓	↓	↓	↓

3 投与時の注意

- **インフュージョンリアクション**(☞ p.169): 抗体薬なのでインフュージョンリアクションを起こす可能性があり, 抗ヒスタミン薬を前投薬として使用する. セツキシマブ投与前, 投与開始直後(5〜15 分後)くらいにバイタルサインをチェックする. 本剤投与終了後にもインフュージョンリアクションが起こる可能性があるので投与終了 1 時間くらいまでは観察期間を設ける.

　投与時インフュージョンリアクションが起きても対処できるように救急カート(救命処置, エピネフリン, 副腎皮質ホルモン剤, 気管支拡張薬剤)や酸素吸入ができるように準備をしておく, また行う処置を施設で決めておくことも安全管理上重要である.

- **投与速度**: 10mg/min 以下の速度で初回投与時は 2 時間, 2

回目以降は1時間で点滴する.

- **皮膚障害**: EGFR阻害薬による皮膚症状は抗腫瘍効果の指標と考えられており，皮膚症状を適切にコントロールしながらセツキシマブの投与を継続することが重要である(☞p.157). Grade 3以上の皮膚毒性が出た場合はセツキシマブの投与を延期し，Grade 2以下に回復した場合，投与を再開する.

1. 痤瘡様皮疹

セツキシマブ投与による痤瘡様皮疹の発現は投与開始から3週間以内に認められることが多い.

2. 爪周囲炎

セツキシマブ投与開始後4〜8週後あたりに出てくる．軽症の場合はテーピングやステロイド軟膏を行う，肉芽形成が重篤な場合は皮膚科に依頼して凍結療法を行う.

3. 皮膚乾燥亀裂

ヘパリン類似物質などを用いて皮膚を保護する.

- **電解質異常**: 低Ca血症，低Mg血症，低K血症が起こるので，治療開始前，治療中および治療終了後にモニタリングを行い，電解質異常が認められた場合，適宜補充する(☞p.144).
- **間質性肺炎**(☞p.163): 頻度は低いが重篤な場合，致死的になることがあり注意しなければいけない毒性である．症状としては乾性咳嗽，呼吸困難感や発熱があるが全く症状がないこと(画像所見のみ)もある．聴診では捻髪音が聴取される. SpO_2 や PO_2 の測定，胸部X線もしくは胸部CT撮影を行い診断する，肺びまん性陰影が認められた場合，一旦セツキシマブを中止する. KL-6, SP-Dの他にβDグルカンを測定し，他の鑑別疾患(がん性リンパ管症，心不全，ニューモシスチス肺炎，肺血栓塞栓症など)を除外する.

　通常は薬剤性間質性肺炎と診断した場合，原因薬剤の中止

(セツキシマブの中止)，プレドニゾロン 0.5〜1.0 mg/kg/day 投与を開始する．症状が重篤な場合ステロイド大量パルス療法(メチルプレドニゾロン　500〜1000 mg/day　3 日間)を行うこともある．必要に応じて呼吸器専門医にコンサルトする．

▶セツキシマブ＋RT を行う際の支持療法

頭頸部がんの化学放射線療法を行う際の支持療法と同様にする．本書後半の支持療法の各項を参考にしていただきたい(☞ p.186〜)．

4 投与例

薬品名	
生理食塩液 50mL デキサメタゾン 6.6mg(初回のみ) クロロフェニラミンマレイン酸塩 5mg	15 分で
セツキシマブ 400mg/m^2 (2 回目以降は 250mg/m^2) 生理食塩液 250mL 全量で 250mL になるように調整	初回　2 時間 2 回目以降　1 時間
生理食塩液　50mL	5 分で

文　献

1) Bonner JA, Harari PM, Giralt J, et al. Radiotherapy plus cetuximab for squamous-cell carcinoma of the head and neck. N Engl J Med. 2006; 354: 567-78.

2) Okano S, Yoshino T, Fujii M, et al. Phase II study of cetuximab plus concomitant boost radiotherapy in Japanese patients with locally advanced squamous cell carcinoma of the head and neck. Jpn J Clin Oncol. 2013; 43:476-82.

〈岡野　晋〉

II

4 導入化学療法

1 適 応

局所進行頭頸部がんに対する導入化学療法(TPF 療法)[1-3].

2 用 量

- **TPF(75/75/750)(★★★)**
  ドセタキセル 75mg/m² day 1
  シスプラチン 75mg/m² day 1
  5-FU 750mg/m² day 1-5
  3 週間毎に 3-4 サイクル繰り返す.

3 投与時の注意点

- 予防的抗菌薬を day 5-15 の期間に投与する.
  例)シプロフロキサシン 500mg 1 日 2 回またはレボフロキサシン 500mg 1 日 1 回
- 以下の場合は次回コースから G-CSF 製剤の予防的使用を考慮する.
  前サイクルで発熱性好中球減少症や感染症を発症した場合や次サイクル開始日に好中球減少が持続している場合, Grade 4 の好中球減少が 1 週間以上遷延する場合など.

▶ TPF 療法 1 サイクル目 開始基準例

※ 1 つでも満たさない場合は開始を延期する.

項目	化学療法実施基準(すべて満たす)
好中球数	1500/mm³ 以上
ヘモグロビン	10g/dL 以上
血小板数	100000/mm³ 以上
クレアチニンクリアランス	60mL/min 以上

(次頁につづく)

(前頁より)

項目	化学療法実施基準(すべて満たす)
総ビリルビン	1.5mg/dL 以下
AST, ALT	100IU/L 以下
感染を疑わせる 38℃以上の発熱	なし
コントロール不良な糖尿病や高血圧の合併	なし
原発巣と頸部リンパ節による瘻孔形成	なし
その他	上記以外でも医師が必要と判断した場合には延期できる

▶ TPF 療法の減量・中止例

- **血液毒性**: 前コース中に以下のいずれか 1 つ以上が認められた場合, 次コースよりドセタキセル, シスプラチン, 5-FU とも 20%減量する. 減量後も再び以下のいずれか 1 つ以上が認められた場合, 次コースよりドセタキセル, シスプラチン, 5-FU ともさらに 20%減量する. 2 回の減量後再び以下のいずれか 1 つ以上が認められた場合, 化学療法は中止する.

・白血球数<1000/mm^3(Grade 4)
・好中球数<500/mm^3(Grade 4) 7 日以上持続
・血小板数<25000/mm^3(Grade 4)
・発熱性好中球減少症(Grade 3/4)

- **腎毒性**: 腎障害時には腎機能に応じて次コースからシスプラチンを減量する(☞ p.140).
- **肝毒性**: 前コース中に以下のいずれか 1 つ以上が認められた場合, 次コースよりドセタキセル, 5-FU を 20%減量する. 減量後も再び以下のいずれか 1 つ以上が認められた場合, 次コースよりドセタキセル, 5-FU をさらに 20%減量する. 2 回の減量後再び以下のいずれか 1 つ以上が認められた場合,

以後のドセタキセル，5-FU 投与は共に中止する

- AST≧200IU/L
- ALT≧200IU/L
- T-bil≧3.0mg/dL

- **粘膜炎**：前コース中に以下のいずれか 1 つ以上が認められた場合，次コースよりドセタキセル，5-FU を 20%減量する．減量後も再び以下のいずれか 1 つ以上が認められた場合，次コースよりドセタキセル，5-FU をさらに 20%減量する．2 回の減量後再び以下のいずれか 1 つ以上が認められた場合，以後のドセタキセル，5-FU 投与は共に中止する．

- 口腔粘膜炎（Grade 3）
- 咽頭粘膜炎（Grade 3）
- 喉頭粘膜炎（Grade 3）

- **下痢**：Grade 2 以上の「下痢」が出現した場合，止痢剤ロペラマイド 2cap 服用を開始し，消失するまで 2 時間毎に服用することを推奨する．前コースで，上記の止痢剤を服用するも Grade 3 の下痢が 4 日以上持続した場合は，次コースより 5-FU を 20%減量する．減量後，再び止痢剤を服用するも Grade 3 の下痢が 4 日以上持続した場合は，次コースより 5-FU をさらに 20%減量する．その後も再び止痢剤を服用下で Grade 3 の下痢が 4 日以上持続した場合，以後の 5-FU 投与は中止する．
- **神経毒性**：前コース中に Grade 2 の「神経系障害」が認められた場合，次コースよりシスプラチンを 20%減量する（☞ p.150）．次コースでも Grade 2 が持続する場合はさらに 20%減量する．2 回減量後も Grade 2 の「神経系障害」が認められた場合や Grade 3 の「神経系障害」が出現した場合，以後のシスプラチン投与は中止する．

- **聴器毒性**: 前コースで Grade 2 の「聴覚障害」が出現した場合は，次コースよりシスプラチンを 20％減量する．次コースでも Grade 2 が持続する場合はさらに 20％減量する．2 回減量後も Grade 2 の持続する場合や Grade 3 の「聴覚障害」が出現した場合，以後のシスプラチン投与は中止する(☞ p.153)．

4 投与例 TPF (75/75/750)

薬品名	Day1	Day2	Day3	Day4	Day5	Day6	Day7
生理食塩水 1000mL 4 時間点滴静注	↓						
生理食塩水 100mL グラニセトロン 1mg デキサメタゾン 13.2mg 30 分点滴静注	↓						
生理食塩水 100mL デキサメタゾン 9.9mg 30 分点滴静注		↓	↓				
アプレピタント 125mg 内服	↓						
アプレピタント 80mg 内服		↓	↓				
5%ブドウ糖注 (250mL) ドセタキセル 75mg/m^2 1 時間点滴静注	↓						
生理食塩水 500mL シスプラチン 75mg/m^2 2 時間点滴静注	↓						
ラシックス注 20mg ワンショット静注	↓						
維持輸液 1000mL 5-FU　750mg/m^2 24 時間持続点滴	↓	↓	↓	↓	↓		

(次頁につづく)

(前頁より)

薬品名	Day1	Day2	Day3	Day4	Day5	Day6	Day7
生理食塩水 1000mL 4 時間持続点滴	↓						
生理食塩水 1500mL 6 時間		↓	↓	↓	↓		
生理食塩水 1000mL 維持輸液 1000mL 8 時間						↓	↓

5 TPF 療法後の局所治療

導入化学療法後の局所治療についての検討が進められている．第 III 相試験で検証されたカルボプラチン併用の化学放射線療法や放射線治療単独に加えて，CDDP 併用化学放射線療法やセツキシマブ併用放射線療法などが検討されている．局所進行上咽頭がんでは，比較的低用量の TPF 療法（ドセタキセル 60mg/m^2，CDDP 60mg/m^2，5-FU 600mg/m^2 day1-5，day1）3 サイクル後に CDDP 併用化学放射線療法を実施することで，CDDP 併用化学放射線療法単独に比べ予後の改善が得られることが報告されている[4]．

文　献

1) Posner MR, Hershock DM, Blajman CR, et al. Cisplatin and fluorouracil alone or with docetaxel in head and neck cancer. N Engl J Med. 2007; 357: 1705-15.

2) Vermorken JB, Remenar E, van Herpen C, et al. Cisplatin, fluorouracil, and docetaxel in unresectable head and neck cancer. N Engl J Med. 2007; 357: 1695-704.

3) Okano S, Enokida T, Onoe T, et al. Induction TPF chemotherapy followed by CRT with fractionated administration of cisplatin in patients with unresectable locally advanced head and neck cancer. Int J Clin Oncol. 2019; 24: 789-97.

4) Sun Y, Li WF, Chen NY.et al. Induction chemotherapy plus concurrent chemoradiotherapy versus concurrent chemoradiotherapy alone in locoregionally advanced nasopharyngeal carcinoma: A phase 3, multicentre, randomised controlled trial. Lancet Oncol. 2016; 17: 1509-20.

〈榎田智弘〉

Column 導入化学療法の考え方，今後の動向

頭頸部がんにおける導入化学療法とは，遠隔転移を有さない場合において放射線治療や手術療法などの根治治療に先行して行われる化学療法を指す．臨床的意義は生命予後改善効果を目的とするものと臓器機能温存を目的とするものの2つに分けて考える必要がある．

1)生命予後改善を目的とした導入化学療法

生命予後改善効果を期待した導入化学療法の主な対象は，根治切除不能を含んだstage III/IVの局所進行喉頭がん・下咽頭がん・中咽頭がん患者である．現在の標準治療はメタ解析の結果などから白金製剤を用いた化学放射線療法である．しかし，約半数は再発することからさらなる治療成績向上を目指して導入化学療法の開発も行われてきた．現在ではTPF(DTX/CDDP/5-FU)療法に代表される殺細胞薬3剤併用の導入化学療法が標準レジメンと認識され，導入化学療法を化学放射線療法に加える意義が検証されている．つまり導入化学療法後に化学放射線療法を実施する“sequential chemoradiation”によりさらなる生命予後の改善を目指している．しかし，局所進行上咽頭がんにおいてはsequential chemoradiationにより予後の改善が得られることが示されているものの，それ以外では導入化学療法による明らかな生存上乗せ効果を示した報告は現時点で乏しい．よってこの領域での導入化学療法は，化学放射線療法のみでは遠隔転移再発の頻度などが高く，根治性が低いと予想される患者(N3などの著しいリンパ節転移の場合など)に対して試験的な治療として実施されている．一方で，導入化学療法を加えなくとも化学放射線療法のみで良好な生命予後が期待できる集団も存在することが明らかとなってきている(喫煙歴，飲酒歴に乏しいHPV関連中

咽頭がんなど). 不要な毒性を被らないためにも, 導入化学療法のメリットが十分に期待される対象での実施が求められる.

2) 喉頭温存を目的とした導入化学療法

臓器機能温存効果(喉頭温存)を期待した導入化学療法の主な対象は, 喉頭全摘が必要とされる切除可能の進行喉頭がん・下咽頭がん患者である. 導入化学療法を実施して奏効した場合は根治的放射線療法を行う(奏効しなかった場合は手術療法±放射線治療を行う). これにより手術療法±術後放射線療法と同等の生存率を維持しながら, 喉頭の温存も期待できることが大規模試験で示されている. 同様に非外科的治療である化学放射線療法と同等の「喉頭切除なしの生存率(laryngectomy-free survival)」が示されたこともあり, 欧州癌研究治療機構学会(EORTC)では化学放射線療法と並んで「推奨度 A」とされている. TPF 療法→放射線治療 vs PF 療法(CDDP/5-FU)→放射線治療の比較試験から, 喉頭温存割合で優った TPF 療法が標準的なレジメンである. また, この領域でも "sequential chemoradiation" の導入が進んでいる. ここでは, 導入化学療法への反応が良好であれば化学放射線療法やセツキシマブ併用放射線治療に進むが, 反応が不良であれば手術(喉頭全摘)に移行する. これらから, 導入化学療法がその後の治療を選択・決定するという意味合いで "chemoselection" とも表現される.

このように導入化学療法は, その目的を明確にし, 今後の動向も意識した対応が求められる分野である.

〈榎田智弘〉

2 転移・再発頭頸部がんに対する治療法

1 5-FU＋CDDP/CBDCA＋ペムブロリズマブ療法

1 適　応

転移・再発頭頸部がんに対する緩和的化学療法.

2 用　量

- **FP＋ペムブロリズマブ**（★★★）[1)]

5-FU 1000mg/m^2　day 1-4

シスプラチン 100mg/m^2　day 1

（もしくはカルボプラチン AUC＝5 day 1）

3 週毎に最大 6 サイクルまで.

ペムブロリズマブ 200mg/body

病状進行もしくは毒性による中止まで毎週投与.

3 投与時の注意点

▶ CPS（combined positive score: 全腫瘍細胞数中の PD-L1 陽性腫瘍細胞と PD-L1 陽性免疫細胞の割合）

- CPS により有効性が異なる傾向が示唆される結果が得られていることから，治療開始前に CPS も確認した上で本剤投与の可否の判断をすることが望ましい．CPS が 1 未満であることが確認された患者においては，本剤以外の治療選択肢も考慮する.

▶一般的注意

- **血液毒性**: Grade 4 の血液毒性や発熱性好中球減少を生じた場合には，次コースより 5-FU，シスプラチンともに 20％減量を考慮.

- 何らかの理由によりシスプラチンの使用が困難な場合には，シスプラチンからカルボプラチンへの変更を考慮．

▶シスプラチン

- **嘔気・嘔吐**：高度催吐性の抗がん薬であり，適切な対策が必要である(☞ p.134)．
- **腎障害**：腎機能に応じた減量が必要である(☞ p.140)．
- **電解質異常**：血清 Na 値や血清 K 値の異常を生じることが多いため，定期的なモニタリングが必要．生理食塩水や細胞外液主体の補液を行うとともに，各電解質の補正を考慮(☞ p.144)．
- **末梢神経障害**：総投与量に相関する．日常生活に支障をきたすような末梢神経障害を生じた場合には減量もしくは中止を考慮(☞ p.150)．
- **聴力障害**：1 回投与量および総投与量に相関する．不可逆性で高音域主体の聴力低下．日常生活に支障をきたすような聴力障害を生じた場合には投与中止を考慮(☞ p.153)．

▶ 5-FU

- **口腔粘膜炎**：十分な栄養や水分の経口摂取ができない口腔粘膜炎(Grade 3 以上)が生じた場合には次コースより 20％減量を考慮．
- **下痢**：適切な支持療法(☞ p.57，TPF 療法の「下痢」)を行ってもベースラインに比べて 7 回以上の排便回数の増加，便失禁，入院を要するような Grade 3 以上の下痢を生じた場合には次コースより 20％減量を考慮．
- **薬物相互作用**：ワルファリンを併用する場合には，それぞれの作用を増強することがあり，PT-INR のモニタリングが必要．

▶ペムブロリズマブ

- 各専門医と密な連携をとり，免疫関連有害事象(☞ p.172)の治療アルゴリズムに従って治療することが基本である．

4 投与例

● FP＋ペムブロリズマブの場合

薬品名	Day1	Day2	Day3	Day4
生理食塩水 1000mL 硫酸 Mg 補正液 20mEq 4 時間点滴静注	↓			
生理食塩水 100mL パロノセトロン 0.75mg（アロキシ®） デキサメタゾン注 9.9mg クロルフェニラミンマレイン酸塩 1A （クロール・トリメトン®） 30 分点滴静注	↓			
生理食塩水 100mL デキサメタゾン注 6.6mg 30 分点滴静注		↓	↓	↓
アプレピタント 125mg 内服	↓			
アプレピタント 80mg 内服		↓	↓	
生理食塩水 ペムブロリズマブ 200mg 30 分点滴静注	↓			
生理食塩水 500mL シスプラチン（　）mg 2 時間点滴静注	↓			
フロセミド注射液 20mg ワンショット静注	↓			
生理食塩水 500mL 5-FU（　）mg 24 時間点滴静注	↓	↓	↓	↓
生理食塩水 1500mL 24 時間点滴静注	↓	↓	↓	↓

文　献

1) Burtness B, Harrington KJ, Greil R,et al. Pembrolizumab alone or with chemotherapy versus cetuximab with chemotherapy for recurrent or metastatic squamous cell carcinoma of the head and neck(KEYNOTE-048): a randomised, open-label, phase 3 study. Lancet. 2019; 23:1915-28.

〈岡野　晋〉

2 5-FU＋CDDP＋セツキシマブ療法

1 適 応

転移・再発頭頸部がんに対する緩和的化学療法.

特に，PD-L1 の combined positive score（CPS）が 1 未満の症例における一次治療として考慮される .

2 用 量

- **FP＋セツキシマブ（★★★）**[1, 2]
  5-FU 1000mg/m^2　day 1-4
  シスプラチン 100mg/m^2　day 1
  （もしくはカルボプラチン AUC＝5　day 1）
  3 週毎に最大 6 サイクルまで.
- **セツキシマブ初回 400mg/m^2，2 回目以降 250mg/m^2**
  病状進行もしくは毒性による中止まで毎週投与.

3 投与時の注意点

▶一般的注意

- **血液毒性**: Grade 4 の血液毒性や発熱性好中球減少を生じた場合には，次コースより 5-FU，シスプラチンともに 20％減量を考慮.

何らかの理由によりシスプラチンの使用が困難な場合には，シスプラチンからカルボプラチンへの変更を考慮.

▶シスプラチン

- **嘔気・嘔吐**: 高度催吐性の抗がん薬であり，適切な対策が必要である（☞ p.134）.
- **腎障害**: 腎機能に応じた減量が必要である（☞ p.140）.
- **電解質異常**: 血清 Na 値や血清 K 値の異常を生じることが多いため，定期的なモニタリングが必要．生理食塩水や細胞外液主体の補液を行うとともに，各電解質の補正を考慮(☞ p.144).

- **末梢神経障害**: 総投与量に相関する．シスプラチン 300〜600mg/m² で生じることが多い．日常生活に支障をきたすような末梢神経障害を生じた場合には減量もしくは中止を考慮(☞ p.150).
- **聴力障害**: 1 回投与量および総投与量に相関する．特にシスプラチン 400mg/m² 以上でリスクが高い．不可逆性で高音域主体の聴力低下．日常生活に支障をきたすような聴力障害を生じた場合には投与中止を考慮(☞ p.153).

▶ 5-FU

- **口腔粘膜炎**: 十分な栄養や水分の経口摂取ができない口腔粘膜炎(Grade 3 以上)が生じた場合には次コースより 20％減量を考慮.
- **下痢**: 適切な支持療法(☞ p.57，TPF 療法の「下痢」)を行ってもベースラインに比べて 7 回以上の排便回数の増加，便失禁，入院を要するような Grade 3 以上の下痢を生じた場合には次コースより 20％減量を考慮.
- **薬物相互作用**: ワルファリンを併用する場合には，それぞれの作用を増強することがあり，PT-INR のモニタリングが必要.

▶セツキシマブ

- **皮膚毒性**: 痤瘡様皮疹，乾皮症，爪囲炎などが高頻度に生じるため，適切な対処が必要．Grade 3 以上の毒性を生じる際には次コースより 20％減量を考慮(☞ p.157).
- **インフュージョンリアクション(IR)**(☞ p.169): 約 20％程度に全 Grade の IR が発症することがある．特に初回投与かつ投与終了後 1 時間までは発現頻度が高いため，注意深い観察が必要．Grade 1〜2 の IR が出現した際には投与速度を減速もしくは投与を中止し，症状が軽快した後に投与再開を検討.

Grade 3～4 の際には投与を中止し，再投与は行わない(☞ p.169).

- **電解質異常**: 低 Mg 血症を生じることが多いため，定期的なモニタリングが必要．Grade 2 以上の低 Mg 血症を生じた際には硫酸 Mg 液による補正を考慮(☞ p.144).

4 投与例

- **FP＋セツキシマブの場合**

薬品名	Day1	Day2	Day3	Day4
生理食塩水 1000mL 3 時間点滴静注	↓			
生理食塩水 100mL パロノセトロン 0.75mg(アロキシ®) デキサメタゾン注 9.9mg クロルフェニラミンマレイン酸塩 1A (クロール・トリメトン®) 30 分点滴静注	↓			
生理食塩水 100mL デキサメタゾン 6.6mg 30 分点滴静注		↓	↓	↓
アプレピタント 125mg 内服	↓			
アプレピタント 80mg 内服		↓	↓	
生理食塩水 セツキシマブ初回 400mg/m^2, 2 回目～250mg/m^2 2 時間点滴静注	↓			
生理食塩水 500mL シスプラチン 100mg/m^2, 2 時間点滴静注	↓			
20%マンニトール 300mL 1.5 時間点滴静注	↓			
生理食塩水 500mL 5-FU 1000mg/m^2 24 時間点滴静注	↓	↓	↓	↓

(前頁より)

薬品名	Day1	Day2	Day3	Day4
細胞外液 1000mL 維持輸液 500mL 24 時間点滴静注	↓	↓	↓	↓

文　献

1) Vermorken JB, Mesia R, Rivera F, et al. Platinum-based chemotherapy plus cetuximab in head and neck cancer. N Engl J Med. 2008; 359: 1116-27.

2) Yoshino T, Hasegawa Y, Takahashi S, et al. Platinum-based chemotherapy plus cetuximab for the first-line treatment of Japanese patients with recurrent and/or metastatic squamous cell carcinoma of head and neck: Results of a phase 2 trial. Jpn J Clin Oncol. 2013; 43: 524-31.

3) Burtness B, Harrington KJ,Greil R, et al. Pembrolizumab alone or with chemotherapy versus cetuximab with chemotherapy for recurrent or metastatic squamous cell carcinoma of the head and neck (KEYNOTE-048): a randomised, open-label, phase 3 study. Lancet. 2019; 3; 394: 1915-28.

4) Gregg RW, Molepo JM, Monpetit VJ, et al. Cisplatin neurotoxicity: the relationship between dosage, time, and platinum concentration in neurologic tissues, and morphologic evidence of toxicity. J Clin Oncol. 1992; 10: 795-803.

5) Fristina RD, Wheeler HE, Fossa SD, et al. Comprehensive audiometric analysis of hearing impairment and tinnitus after cisplatin-based chemotherapy in survivors of adult-onset cancer. J Clin Oncol. 2016; 34: 2712-20.

〈上田百合〉

Column シスプラチン(プラチナ)製剤抵抗性とは

近年の転移・再発頭頸部がんを対象とした臨床試験をみると，プラチナ製剤抵抗性か否かを適格基準として規定していることが多く，頭頸部がんの薬物療法を理解する上でその定義を正確に理解しておくことは重要である．プラチナ製剤抵抗性とは文字通り，前治療で使用されたプラチナ製剤(シスプラチンやカルボプラチン)に不応になった状態であるが，頭頸部がんにおいては，以下の2つのケースが考えられる．

1. 転移・再発例に対する一次治療の標準治療である，プラチナ製剤＋セツキシマブ併用化学療法を行っている最中，もしくは終了後6カ月以内に進行した場合．すなわち，もともと遠隔転移を有する場合もしくは再発例に対して，すでにプラチナ製剤を含む緩和的化学療法がなされ，それらに不応となった場合である．
2. 局所進行例に対する集学的治療の一環として，プラチナ製剤を併用する根治的化学放射線治療後，もしくは術後ハイリスク例に対する化学放射線治療後，6カ月以内に早期再発もしくは病勢進行した場合．

ここでポイントとなるのが，プラチナ製剤を含む化学療法もしくは化学放射線治療を終了した時期と，再発時期との時間間隔(recurrence-free interval：RFI)である．例えばEXTREME試験では，局所進行に対する集学的治療の一環としてプラチナ製剤を含む全身化学療法を受けた場合は，RFIが6カ月以上を適格としている．一方，プラチナ製剤を最終投与後3カ月以内に再発もしくは病勢進行した場合をプラチナ製剤抵抗性と定義している試験もある．RFIのカットオフに関して明らかなコンセンサスはないが，一般的にRFIが6カ月以上の場合はプラチナ製剤に感受性があるとみなすことが多く，逆に6カ月以内の場合はプラチナ製剤抵抗性として，タキサンやTS-1などプラチナ製剤以外の薬剤を選択することが多い．大腸がんにおけるオキサリプラチンや卵巣がん，食道がんにおけるカルボプラチン，シスプラチンなどにおいてもRFIのカットオフを6カ月としてプラチナ製剤の感受性を判断することが多い．

文　献

1）Herbst RS, Arquette M, Shin DM, et al. Phase II multicenter study of the epidermal growth factor receptor antibody cetuximab and cisplatin for recurrent and refractory squamous cell carcinoma of the head and neck. J Clin Oncol. 2005; 23: 5578-87.

〈横田知哉〉

3 ペムブロリズマブ

1 適　応

- 転移・再発頭頸部がんに対する緩和的薬物療法.

2 用　量

- **ペムブロリズマブ(★★★)**[1]
  ペムブロリズマブ 200mg/body
  3 週間毎投与
- **ペムブロリズマブ 400mg/body**
  6 週間毎投与

3 投与時の注意点

▶ CPS (combined positive score: 全腫瘍細胞数中の PD-L1 陽性腫瘍細胞と PD-L1 陽性免疫細胞の割合)

- CPS により有効性が異なる傾向が示唆される結果が得られていることから, 治療開始前に CPS も確認した上で本剤投与の可否の判断をすることが望ましい. CPS が 1 未満であることが確認された患者においては, 本剤以外の治療選択肢も考慮する.

▶免疫関連有害事象

- 各専門医と密な連携をとり, 免疫関連有害事象の治療アルゴリズムに従って治療することが基本である(☞ p.172).

▶ Pseudoprogression

- 免疫療法開始後, 一時的な病変増大の後に縮小することがあり,「pseudoprogression」として報告されている. その定義は報告により異なるが, RECIST に基づく progressive disease (PD)に続く partial response (PR)と定義しているものが多い. 頻度はがん腫, 定義により異なり, 頭頸部がんでは

1.3％（全固形がんでは 0〜15％）との報告がある．一部の患者は PD 後に治療を継続することで治療効果を得ることがあるものの，次治療の機会を逃さないように注意が必要である．

▶ Hyperprogression

- 免疫療法開始後，腫瘍が急激に増大することがあり，「hyperprogression」として報告されている．その定義は報告により異なるが，免疫療法前後の TGK*比［免疫療法開始後の TGK/ 免疫療法開始前の TGK］が 2 以上と定義しているものが多い．頻度はがん腫，定義により異なり，頭頸部がんでは 29％（全固形がんでは 4〜29％）との報告がある．予後不良との相関を示唆するデータもあるため，hyperprogression が疑われる際には早急な治療変更を考慮すべきである．

*TGK（tumor growth kinetics）：2 回の評価における RECIST 標的病変の単位時間当たりの最大径の合計の差．

文　献

1）Burtness B, Harrington KJ, Greil R,et al. Pembrolizumab alone or with chemotherapy versus cetuximab with chemotherapy for recurrent or metastatic squamous cell carcinoma of the head and neck（KEYNOTE-048）: a randomised, open-label, phase 3 study. Lancet. 2019; 23: 1915-28.

〈岡野　晋〉

4 ニボルマブ

1 背景

プラチナ抵抗性の転移・再発の頭頸部扁平上皮がんは，生存期間中央値 6 カ月未満と予後不良である[1]．抗 programmed death 1(PD-1)抗体であるニボルマブは，CheckMate-141 試験において同対象で初めて全生存期間の延長を示した[2]．同試験の長期フォローアップにおいても，2 年全生存割合 16.9%と，PD-L1 発現の有無に関わらず長期奏効例が得られる患者が一定数存在することが示されている[3]．

同じ抗 PD-L1 抗体であるペムブロリズマブは，Keynote-048 試験においてプラチナ感受性の転移・再発の頭頸部扁平上皮がんに対する初回治療としての標準治療の地位を確立したが，同試験対象外であるプラチナ製剤併用化学放射線療法中または 6 カ月以内の早期増悪例における初回治療としては，依然としてニボルマブが標準治療である．

〔コラム:「シスプラチン(プラチナ)製剤抵抗性とは」参照☞ p.70〕

(5-FU+CDDP/CBDCA+ ペムブロリズマブ療法，ペムブロリズマブの項参照☞ p.62, 72)

2 適応

- プラチナ抵抗性の転移・再発頭頸部がん．

3 用量

- **ニボルマブ 240mg/body day1**(★★★)
  2 週毎に繰り返す．
  または
- **ニボルマブ 480mg/body day1**(★★★)

4 週毎に繰り返す.

4 治療効果

- 奏効割合: 13.3%
- 無増悪生存期間中央値: 2.0 カ月
- 全生存期間中央値: 7.5 カ月

5 投与時の注意点

▶ Pseudoprogression, Mixed response, Hyperprogression

従来の RECIST (response evaluation criteria in solid tumors) を用いた治療効果判定では腫瘍増悪と判断されるものの, 免疫チェックポイント阻害薬の継続により臨床的恩恵を受ける患者が存在することが知られている[4]. 治療反応前の免疫担当細胞の腫瘍環境への浸潤が画像上腫瘍径増大として認識されることがあるからである (pseudoprogression). また, 標的病変は縮小するものの新規病変が出現するなど, 免疫環境に依存して腫瘍部位により治療反応性が異なることも稀ではない (mixed response). このような効果発現パターンを考慮した新たな腫瘍縮小の評価規準として, iRESICT が提唱されている[5].

このため, 画像上で病勢進行を認めた場合でも, ニボルマブの投与を必ずしも中止しないでもよく, 全身状態と病勢を総合的に判断して治療継続するメリットがある場合には投与継続も可能である. しかし, pseudoprogression と真の増悪との鑑別は困難なことも多い. 特に, 抗 PD-L1 抗体療法後に急激に増悪をきたす hyperprogression とよばれる逆説的現象も知られており, 他の治療機会を失さないよう, 治療開始早期の効果判定は特に注意が必要である.

▶免疫関連有害事象

免疫関連有害事象 (irAE, immune-related Adverse Event) とは, 過度な免疫反応による自己免疫性疾患類似の有害事象の総称である．最も一般的な有害事象として，皮膚障害，消化器障害，肝障害，内分泌障害があげられる[6-8]．出現時期としては，皮膚障害や消化器障害は治療開始早期より，肝障害や内分泌障害は治療開始1〜2カ月後に出現することが多いとされるが，出現時期の幅は広く投与開始後2年を経過して出現したという報告もあり長期的に注意する必要がある．

免疫関連有害事象の治療アルゴリズムに従って治療することが基本である（表17）[7,8]．

（免疫関連有害事象の項参照☞ p.172）

文　献

1）Saloura V, Cohen EE, Gauler TC, et al. An open-label single-arm, phase II trial of zalutumumab, a human monoclonal anti-EGFR antibody, in patients with platinum-refractory squamous cell carcinoma of the head and neck. Cancer Chemother Pharmacol. 2014; 73: 1227-39.

2）Ferris RL, Blumenschein G Jr, Gillison ML, et al. Nivolumab for recurrent squamous-cell carcinoma of the head and neck. N Engl J Med. 2016; 375: 1856-67.

3）Ferris RL, Blumenshcein G Jr, Gillison ML, et al. Nivolumab vs investigator' s choice in recurrent or metastatic squamous cell carcinoma of the head and neck: 2-year long-term survival update of ChackMate 141 with analyses by tumor PD-L1 expression. Oral Oncol. 2018; 81: 41-51.

4）Chiou VL, Burotto M. Pseudoprogression and immune-related response in solid tumors. J Clin Oncol. 2015; 33: 3541-3.

5）Seymour L, Bogaerts J, de Veries EGE, et al. iRECIST: guidelines for response criteria for use in trials testing immunotherapeutics. Lancet Oncol. 2017; 18: e143-52

6）Weber JS, Kähler KC, Hauschild A. Management of immune-related adverse events and kinetics of response with ipilimumab. J Clin Oncol. 2012; 30: 2691-7.

7）Champiat S, Lambotte O, Marabelle A, et al. Management of immune checkpoint blockade dysimmune toxicities: a collaborative position paper. Ann Oncol. 2016; 27: 559-74.

8）Michot JM, Bigenwald C, Lambotte O, et al. Immune-related adverse events with immune checkpoint blockade: a comprehensive review. Eur J Cancer. 2016; 54: 139-48.

〈今村善宣〉

Column がん免疫療法最前線

免疫チェックポイント阻害薬の適応の拡大が進み，単剤での開発には一定の目途が立ちつつある．さらなる治療成績の向上を目指し，現在，新規がん免疫療法は併用療法も含めると非臨床試験から早期試験を中心に全世界で 3000 種類以上行われていると推計される．

2021 年 7 月現在，免疫療法同士の併用療法では，抗 PD-1 抗体と抗 CTLA-4 抗体の併用が本邦においても，進行悪性黒色腫，腎細胞がん，非小細胞肺がんにおいて順次承認されてきた．その他は，承認薬剤同士との組み合わせでの検討が中心であり，例えば，肺がん，頭頸部がんなどでは 1st line の標準化学療法，腎細胞がんでは 1st line の標準分子標的薬（multi-kinase inhibitor）に免疫チェックポイント阻害薬を併用する治療法が承認されている．

がん免疫療法の耐性機序として，①がん抗原の不足，②抗原提示能の低下，③腫瘍局所への浸潤能の低下，④ IFN-γシグナル伝達の低下，⑤代謝・炎症系，低酸素による免疫抑制，⑥各種免疫抑制細胞の増加，⑦他の免疫チェックポイント分子の発現増強，⑧ T 細胞の疲弊によるがん抗原特異的 T 細胞のメモリー化の抑制などが想定されている．その中でも，①，②，③，および⑧の克服をコンセプトとする薬剤開発に期待がかかる．

複合がん免疫療法の開発においては，薬剤の組み合わせ，各併用薬の投与量や投与タイミング（同時あるいは投与の順番）などを検討しなければならない．将来的に開発の方向性は個々の症例ごとに適切な組み合わせを設定すること，すなわち，患者ごとに宿主の免疫状態と腫瘍の生物学の特徴に応じた「個別化」治療に向かっていくと予想される．その中でも，宿主の免疫状態を悪化させることなく長期的な臨床効果の持続が期待できる併用療法こそ，理想的な複合がん免疫療法といえるものである．

今後もがん免疫療法ががん薬物療法開発の中心的役割を担っていくであろう．

〈北野滋久〉

5 PTX＋セツキシマブ併用療法

1 適　応

プラチナ製剤に対して不応・不耐の再発・転移性頭頸部がんに対する緩和的化学療法.

2 治療効果

- 奏効割合：54％[1]
- 無増悪生存期間中央値：4.2 カ月[1]
- 全生存期間中央値：8.1 カ月[1]

3 用　量

- **weekly PTX では 100mg/m^2** が基本的な開始用量であるが, **PTX＋セツキシマブ併用療法では PTX 80mg/m^2** を毎週投与する(★★)[1].

4 投与スケジュール

	Day1
セツキシマブ(Cmab)： 初回 400mg/m^2, 2h 2 回目以降 250mg/m^2, 1h	↓
パクリタキセル(PTX)：80mg/m^2, 1h	↓

上記 1 週を 1 コースとする.

5 投与例

Day	投与順	投与量	投与方法
1	1	*デキサメタゾン 6.6mg＋ラニチジン 50mg ＋d-クロルフェニラミン マレイン酸塩 5mg＋生食 50mL	点滴末梢本管 (15 分)

(次頁につづく)

(前頁より)

Day	投与順	投与量	投与方法
1	2	セツキシマブ初回 400mg/m^2, 2回目以降 250mg/m^2 ＋生食 100mL	点滴末梢本管(初回2時間, 2回目以降1時間)
1	3	生食 50mL	点滴末梢本管(5分)
1	4	パクリタキセル 80mg/m^2 ＋生食 250mL	点滴末梢本管(1時間)
1	5	生食 50mL	点滴末梢本管(5分)

*セツキシマブやパクリタキセルによる過敏反応は初回もしくは2回目までに出現することが多い. したがって, 2回目までに過敏反応が出現しなかった場合は, 次回以降の投与よりステロイドを半量以下に減量して投与してもよい.

6 副作用に対する注意点

- 上記 Phase II 試験でみられた主な Grade 3/4 の有害事象は, 痤瘡様皮疹(24%), 無力症(17%), 好中球減少(13%)であった.
- PTX はアレルギー反応, Cmab はインフュージョンリアクション(IR, ☞ p.52, 169)の頻度が高いため, 予防的にステロイド, 抗ヒスタミン薬の投与を行う. 前投薬として抗ヒスタミン薬が投与され, PTX の溶媒として無水エタノールを含むことから, 投与当日は自動車の運転などを行わないことを患者に説明する. IR はほとんどが投与終了後1時間以内に発現するため, 注意深く経過観察を行う. 頭頸部がんでは特に, 原疾患に伴う気道狭窄をきたしていることがあるため, 重篤な過敏症状が致死的となる可能性もある.
- 過敏症状の発現時には直ちに薬剤投与を中断し, Grade に応じて投与速度の変更, 抗ヒスタミン薬や副腎皮質ステロイド薬の追加投与, 酸素投与や大量補液などを行う. PTX のアレルギー反応, Cmab の IR に対する対策は別項にゆずる(☞ p.52, 169).

- 投与後1週間程度で痤瘡様皮疹が生じることが多く，その数週間後より皮脂欠乏性皮膚炎，さらに遅れて爪周囲炎が生じる(☞ p.157)．
- 発熱性好中球減少のリスクが高いと判断される場合には，治療開始前に経口抗菌薬を処方しておき，発熱時に内服するように指導する(☞ p.124)．抗菌薬内服にても解熱しない場合には来院するように指示する．
- PTXの使用が長期にわたると末梢神経障害の頻度が高くなる(☞ p.150)．PTXによる末梢神経障害は感覚神経障害が主であるが，運動神経障害が出現することもある．
- その他，関節痛，筋肉痛，皮疹，粘膜炎，便秘，下痢にも留意が必要である．治療期間が長期に及ぶと低Mg血症にも注意が必要であり，適宜補正する．
- 頻度は多くないが，PTXとCmabのいずれの薬剤によっても薬剤性間質性肺炎が生じうる(☞ p.163)．治療開始前に喫煙歴の把握や呼吸器の各種スクリーニングを行い，治療中は乾性咳嗽，発熱，呼吸困難などの症状に注意し，間質性肺炎が疑われればCTなどの画像検査を行い，ステロイド薬による早期治療介入が必須である．また，頭頸部がんでは，原疾患に伴う気道閉塞や，誤嚥性肺炎との鑑別も重要である．

7 減量・投与スケジュールの方法

- 有害事象の原因薬剤を考慮した上で，PTXとCmabのいずれの薬剤を休薬・減量すべきか検討する．
- PTXは肝代謝であるため，ビリルビン高値，肝逸脱酵素の上昇など肝障害時には減量する必要がある[2]．
- Grade 3以上の白血球減少，好中球減少ではPTXを休薬する．Grade 4の白血球減少・好中球減少や，発熱性好中球減少を生じた場合は，次回の投与量の減量を考慮する．Grade 3以上の白血球減少や好中球減少によりPTXをたびたび休薬する必要がある場合にも，投与量を減量することで毎週投与が可能となる場合がある．

- Cmab による Grade 3 以上の IR の出現時には以降の投与を中止する．Grade 1～2 が出現した場合は，次回以降，減速した投与速度で投与する．
- 原則として Grade 3 以上の皮膚症状が発現した場合は Cmab を休薬する．Grade 3 以上の皮膚症状の出現回数に応じて，以降の Cmab を一段階減量することを考慮する．

減量レベル	PTX 用量	Cmab 用量（2 回目以降）
初回投与量	80mg/m^2	250mg/m^2
−1	60mg/m^2	200mg/m^2
−2	−	150mg/m^2

文　献

1）Hitt R, Irigoyen A, Cortes-Funes H, et al; Spanish Head and Neck Cancer Cooperative Group（TTCC）. Phase II study of the combination of cetuximab and weekly paclitaxel in the first-line treatment of patients with recurrent and/or metastatic squamous cell carcinoma of head and neck. Ann Oncol. 2012; 23: 1016-22.

2）Superfin D, Iannucci AA, Davies AM. Commentary: Oncologic drugs in patients with organ dysfunction: a summary. Oncologist. 2007; 12: 1070-83.

〈横田知哉〉

6 ドセタキセル療法

1 適応・対象

転移・再発頭頸部がんに対する緩和的化学療法.

2021 年現在の時点では，全身状態やや不良(ECOG PS 2)の症例への一次治療，または二次治療以降の選択肢のひとつに位置づけられている[1].

2 用　量

- **ドセタキセル(DTX)：60〜75mg/m^2　3〜4 週間毎(★★)**

3〜4 週間毎に投与し，病勢増悪または耐容不能な毒性が出現するまで継続する.

本邦で行われた第Ⅱ相試験は DTX 用量 60mg/m^2 で施行されている[2]．海外ではより高用量の臨床試験も実施されているが[3]，国内での二次治療における 75mg/m^2 以上での臨床情報は乏しいため，用量の設定に注意する必要がある.

3 投与時の注意点

▶一般的な注意

- 溶剤として無水エタノールを使用するため，アルコール過敏の患者に投与する際は注意が必要である．タキソテール®は添付溶解液を用いずに生理食塩水またはブドウ糖による混合注射が代用可能であるが，ワンタキソテール®は無水アルコールによる溶解済製剤であり，真にアルコールに過敏な患者には投与不可である．最近，アルコール free のドセタキセル溶解済製剤が各社から発売されている.
- 過敏反応の頻度はパクリタキセルと比べて低いが，注意が必要である.

▶発現頻度の高い有害事象

- **血液毒性**: 特に好中球減少症が高頻度に認められ，用量制限毒性のひとつである．投与後 7～10 日目に nadir となり，15～21 日目には回復する．
- **疲労・倦怠感**: 骨髄抑制期間に生じることが多い．具体的な対処法はなく，安静，休息を勧める．
- **消化器毒性**: 食欲不振，悪心・嘔吐，口内炎，下痢などがみられる．重篤なものは少ないため，支持療法でほとんどが対応可能である．
- **浮腫**: DTX 投与後，体液貯留傾向が出現することが知られており，浮腫や胸水，心嚢水がみられることがある．総投与量が 400mg/m^2 を超えると頻度が高まる[4]．多くは休薬にて改善するほか，ステロイドの投与により浮腫の頻度が軽減するとされている．利尿薬の投与にはエビデンスがない．添付文書上，浮腫のある患者に対する投与は慎重投与となっている．
- **浮腫に対する投与例**: 次サイクルよりデキサメタゾン 6.6mg 以上を治療前(12 時間前)，治療直前(30 分前)，治療後(12 時間後)に経口剤または注射剤で投与．用量は適宜増減する．
- **筋肉痛・関節痛**: 感冒様症状に似た症状が出現することがある，アセトアミノフェンや NSAIDs で対応する．
- **神経症状**: パクリタキセルより頻度は低いが報告されている(☞ p.150)．
- **脱毛**: 経過中にほぼ全例に認められる．

▶発現頻度は低いが，注意すべき有害事象

- **発熱性好中球減少症(FN)**: Grade 3～4 の好中球減少が遷延することで，FN の発症リスクが高まる(☞ p.124)．
- **間質性肺炎**: 添付文書上は 0.6％と発症頻度は低いが，一度発症すると致死的になりうる重篤な有害事象である．外来治療中の咳嗽，呼吸苦，発熱などが認められた場合には本症の

発症を念頭におき，画像診断，血液ガス検査などで診断を行い，対応することが必要である．また，患者にも上記症状が発現した場合には来院するよう教育・指導が必要である．

- **爪の変化(爪の希薄化・溝形成，爪甲剥離，変形など)，皮膚症状(丘疹，紅斑)**: 爪が損傷しやすくなっているため，長く伸ばさない，ぶつけないように注意を促す．皮膚症状は抗ヒスタミン薬，ステロイド軟膏の塗布などで対応するが，改善しない場合は皮膚科へのコンサルトが必要である．Frozen gloves による点滴中の手足の冷却が爪症状予防に有効なことが乳がん患者などで報告されている[6]．
- **血管外漏出**: 起壊死性抗がん薬(vesicant drug)に分類され，漏出時には疼痛・発赤などの炎症反応が生じる可能性が高いため，迅速な対応が必要である．血管外漏出が認められた場合，直ちに注入を止め，薬液を可能な限り吸引したのち，漏出部を冷却する．明確なエビデンスはないが，副腎皮質ステロイド剤の局注も考慮しうる．

4 投与例

	Day1
生理食塩水 100mL デキサメタゾン 6.6mg 30 分点滴静注	↓
生理食塩水 250mL ドセタキセル 60～75mg/m^2 1 時間点滴静注	↓

5 治療効果

- 国内第Ⅱ相試験では，奏効率は 22.2%であった(このうち化学療法既治療の 46 例についての評価では，奏効率は 17.4%であった)[2]．
- また，白金製剤抵抗性の国内症例 20 例への DTX 治療の後方視的解析では，奏効率 10%，無増悪生存期間中央値は 1.7 カ月，全生存期間中央値は 4.6 カ月であった[5]．

文　献

1) Sacco A, Cohen EE. Current treatment opinions for recurrent or metastatic head and neck squamous cell carcinoma. J Clin Oncol. 2015; 33: 3305-13.
2) Inuyama Y, Kataura A, Togawa K, et al. Late phase II clinical study of RP56976 (docetaxel) in patients with advanced/recurrent head and neck cancer. Gan to Kagaku Ryoho. 1999; 26: 107-16.
3) Drefuss AI, Clark JR, Norris CM, et al. Docetaxel: An active drug for squamous cell carcinoma of the head and neck. J Clin Oncol. 1996; 14: 1672-8.
4) Corles JE, Pazdur. Docetaxel. J Clin Oncol. 1995; 13: 2643-55.
5) Zenda S, Onozawa Y, Boku N, et al. Single-agent docetaxel in patients with platinum-refractory metastatic or recurrent squamous cell carcinoma of the head and neck (SCCHN). Jpn J Clin Oncol. 2007; 37: 477-81.
6) Ishiguro H, Takashima S, Yoshimura K, et al. Degree of freezing does not affect efficacy of frozen gloves for prevention of docetaxel-induced nail toxicity in breast cancer patients. Support Care Cancer 2012; 20: 2017-24.

〈髙橋俊二，仲野兼司〉

7 Weekly PTX 療法

1 適 応

- 再発・転移頭頸部がんに対する緩和的化学療法.
  現在は，プラチナ不応・不耐かつ免疫チェックポイント阻害薬使用後の頭頸部扁平上皮がんを対象とした救済化学療法として行われることが多い.
- PS 3 以上，骨髄機能や臓器機能が適さない，CTCAE Grade 2 以上の末梢神経障害のある患者への投与は避けるべきである.

2 用法・用量

- **パクリタキセル(paclitaxel: PTX) 100mg/m^2，day 1, 8, 15, 22, 29, 36　7 週毎**[1)]

▶投与開始基準

血液学的検査:

投与日の血液検査で好中球数<1000/mm^3 または白血球数<2000/mm^3 の場合には回復するまで投与を延期する.

用量調節:

有害事象に応じて，100mg/m^2，80mg/m^2，60mg/m^2，中止と調節を行う.

下記のいずれかに該当する場合に減量を考慮する.

1. 前コースで発熱性好中球減少症を発症.
2. 前コースで好中球減少 Grade 4(<500/mm^3)または白血球減少 Grade 4(<1000/mm^3).
3. 前コースで血小板減少 Grade 3 以上(<50000/mm^3).
4. 末梢神経 Grade 2 以上.
5. 前コースで上記以外の非血液毒性 Grade 3 以上.

肝代謝の薬剤であるため，肝機能低下による血液毒性が高度に出現する．肝障害に応じた減量が必要であるが，頭頸部がんで使用されている毎週少量 1 時間投与法における減量基準のエビデンスは乏しい．重度(T-bil＞3mg/dL)の場合には避けるべき[2]とされ，毎週投与法の多くの臨床試験では，AST または ALT>3×ULN(施設上限値)または 100IU/L で投与中止または延期としている．

また，腎障害における用量調節は必要としない．

3 投与時の注意点

▶投与時の対策

非親水性物質であるため，製剤にクレモフォール(ポリオキシエチレンヒマシ油)，無水エタノールなどの可溶化剤が含まれている．そのため，投与のために以下の対策を必要とする．

- 過敏症対策．投与 30～60 分前にステロイド(デキサメタゾン：Dex)，抗ヒスタミン薬(H_1 ブロッカー，H_2 ブロッカーを併用)の前投薬を行う．パクリタキセルのアレルギーは 80%が投与 1 回目または 2 回目に起きる．
- エタノールの中枢神経作用に注意する(アルコール不耐，眠気，過敏症など)．
- PTX の結晶化，析出対策　0.22 ミクロン以下のメンブランフィルターを用いたインラインフィルターを通して投与する．
- フタル酸エステル(DEHP)を使用している投与ルートを用いると DEHP が溶出してしまうので，DEHP(または塩化ビニル)フリーの点滴セットを用いる．

▶有害事象

- **末梢神経障害**：頻度 76.4%(Grade 3 以上 5.6%)．投与期間，積算用量と相関し発現頻度が増加する．発症までの期間中央値は 34 日，積算投与量の中央値は 500mg/m^2 とされている．Grade 2 以上の症状を認めた場合に投与の延期または中止を

 JCOPY 498-02288

考慮する．ただし，休止や減量を行ったとしても治療中の回復は2割程度とされる．

- **過敏反応**：頻度は5〜25％（Grade 3以上<2％）．呼吸困難，低血圧，徐脈化，血管浮腫，全身の皮膚瘙痒感などを呈する．投与中のバイタルサインの確認，必要に応じて呼吸循環モニタリングを行う．重度の症状にはアナフィラキシーショックに準じた治療を行う．軽症であれば注意して再投与可能であるが，重症の場合には回復後も再投与は避けるべきである[3]．
- **皮疹**：頻度38.9％（全Grade）
- **脱毛**：頻度94.4％（全Grade）
- **血液毒性**：好中球減少83.3％（Grade 3以上30.6％），白血球減少90.3％（Grade 3以上37.5％），貧血83.3％（Grade 3以上12.5％），血小板減少9.7％（全Grade）
- **肝障害**：34.7％（全Grade）
- **悪心，嘔吐**：頻度30.2％（Grade 3以上2.8％）
  催吐リスクは低リスク[4]に分類され，通常の予防的制吐薬は前投薬のステロイドで十分である．
- **肺障害**（間質性肺炎）：0.6〜11.1％
- **心伝導障害**：0.1％
- **血管外漏出**：起壊死性抗がん薬に分類される．確実な血管確保に務め，漏出の際には迅速に適切な処置を必要とする．
- **併用薬**：PTXはCYP3Aおよび2C8で代謝されるため，同基質で代謝される薬剤/物質の併用で血中濃度が上昇する恐れがある．併用薬のチェックが必要である．

4 投与例

	薬品名	Day1	Day8	Day15	Day22	Day29	Day36
Rp1 *	ジフェンヒドラミン 10mg 5T Rp 開始時に内服	↓	↓	↓	↓	↓	↓
Rp2	ファモチジン 20mg DEX 6.6mg 生食 50mL 15 分 点滴注射	↓	↓	↓	↓	↓	↓
Rp3	生食 50mL 30 分 点滴注射	↓	↓	↓	↓	↓	↓
Rp4	PTX 100mg/m^2 生食 250mL 60 分 点滴注射	↓	↓	↓	↓	↓	↓

*Rp1 は，d-クロルフェニラミンマレイン酸塩 5mg を Rp2 の点滴に混注することで省略可能である.

*前投薬(Rp1,2)は PTX 投与開始の 30〜60 分前に行うべきとされているので, Rp3 の点滴速度を速めて Rp4 を繰り上げて開始するべきではない.

5 治療効果

- 奏効割合 29%，奏効期間中央値 7.4 カ月
- 全生存期間(中央値) 11.7 カ月(上咽頭がんを除く，頭頸部扁平上皮がん).

文　献

1) Tahara M, Minami H, Hasegawa Y, et al. Weekly paclitaxel in patients with recurrent or metastatic head and neck cancer. Cancer Chemother Pharmacol. 2011; 68: 769-76

2) Krens SD, Lassche G, Jansman FGA, et al. Dose recommendations for anticancer drugs in patients with renal or hepatic impairment. Lancet Oncol. 2019; 20: e200-7.

3) Picard M. Management of hypersensitivity reactions to taxanes. Immunol

Allergy Clin North Am. 2017; 37: 679-93.
4) Hesketh PJ, Kris MG, Basch E, et al. Antiemetics: ASCO Guideline Update [published correction appears in J Clin Oncol. 2020 Nov 10; 38(32): 3825] [published correction appears in J Clin Oncol. 2021 Jan 1; 39(1): 96]. J Clin Oncol. 2020; 38: 2782-97.

〈小山泰司〉

8 TS-1 療法

1 適 応

- 転移・再発頭頸部がんに対する緩和的化学療法.

2 治療効果

- 奏効割合: 24〜28.8%[1,2].
- 無増悪生存(PFS)期間中央値: 4.9 カ月[2].
- 全生存(OS)期間中央値: 0.94〜13.2 カ月[1,2].
- 白金製剤治療歴を有する再発・転移頭頸部扁平上皮がんに対する TS-1 単独療法についての後方視的な検討では，白金製剤最終投与から 6 カ月以上で再発した症例では，6 カ月未満で再発した症例よりも有意に奏効割合が優れ(40% vs 13%, p=0.0102), PFS も良好な傾向にあった(6.0 カ月 vs 2.8 カ月, p=0.055)[2].

3 用 量

- TS-1(★★)
- 体表面積によって投与量を決定する.

1.25m² 未満	40mg/回 1 日 2 回，朝・夕	80mg/日
1.25m² 以上〜1.5m² 未満	50mg/回 1 日 2 回，朝・夕	100mg/日
1.5m² 以上	60mg/回 1 日 2 回，朝・夕	120mg/日

- 5-FU 分解酵素阻害薬として TS-1 に配合されているギメラシルが腎排泄であるため，腎機能が低下していると 5-FU の代謝が遅延し, 消化器毒性や骨髄抑制などの毒性が増強する. 腎機能低下時にはクレアチニンクリアランス(CCr)に従って用量調節を行う(表 3).
- 原則として，28 日間連日経口投与，14 日間休薬を 1 コースとする.

表3 クレアチニンクリアランス(CCr)

CCr＞80	減量なし
60＜CCr＜80	必要に応じて1段階減量
30＜CCr＜60	原則として1段階以上減量(30～40は2段階減量が望ましい)
CCr＜30	中止

4 副作用に対する注意点

- Grade 3以上の有害事象の頻度はいずれも10%以下であるが，以下の毒性に注意が必要である．
- **消化器毒性**: 食欲不振，悪心・嘔吐，下痢，口腔粘膜炎など．特に血管内脱水から腎障害をきたした際にTS-1内服を継続すると，血中5-FU濃度が上昇してさらに毒性が増強するという悪循環に陥る．そのため，少なくとも止痢薬の内服や脱水補正目的での輸液が必要な状況では，TS-1は直ちに休薬する．
- **骨髄抑制**: 貧血，好中球減少，血小板減少など．発熱性好中球減少をきたすこともあるため，あらかじめシプロフロキサシン+アモキシシリン/クラブラン酸や，レボフロキサシン単剤などの経口抗菌薬を処方しておき，発熱時に内服するように指導する．抗菌薬内服にても解熱しない場合には来院するように指示する．
- **流涙**: TS-1特有の有害事象であり，5-FUが涙液に移行することにより涙小管の狭窄をきたすためと考えられている．角膜上皮障害を合併していることもあるため，眼科医との連携が重要である．
- **皮疹**: 紅斑，丘疹，膨疹などが認められ，好発部位はなく全身に発現しうる．多くが瘙痒感を伴い，疼痛をきたす場合もある．ステロイド外用薬で対応し症状の強さに応じてTS-1を休薬し，必要に応じて皮膚科と連携をとる．

- 各コース開始前および投与期間中は適宜臨床検査(血液検査，腎機能など)を行う．特に1コース目は，投与開始から2週目に一度来院させ毒性観察を行うとともに，頻回に臨床検査を実施しておくことが望ましい．
- 経口抗がん薬を使用する化学療法では休薬の判断をある程度患者にゆだねることとなるため，発熱時や消化器毒性出現時におけるTS-1休薬の目安について患者に周知しておく必要があり，患者にもある一定以上の理解力が要求される．あらかじめ制吐薬や止痢薬を処方しておき，毒性出現時の適切な支持療法について患者教育を徹底しておくことや，患者が判断に迷った際の適切な電話対応や来院指示も重要である．

5 薬物相互作用

- **併用禁忌**:
  - 他のフッ化ピリミジン系抗悪性腫瘍薬，フッ化ピリミジン系抗真菌薬(フルシトシン)．
- **併用注意**:
  - フェニトインの血中濃度上昇．
  - ワルファリンカリウムの作用を増強することがあるので，PT-INRなどの凝固能の変動に要注意．

6 減量・投与スケジュールの方法

- TS-1は4週投与2週休薬で投与開始するのが標準的な治療スケジュールであるため，副作用出現などにより減量が必要な場合には，次頁の表に従いまず減量を考慮する．その上で，投与後後期(3週目以降)に症状が出現し4週間連続内服が困難と判断される場合には，2週投与1週休薬に変更することも考慮される．

初回基準量	減量
40mg/ 回	休薬
50mg/ 回	40mg/ 回→休薬
60mg/ 回	50mg/ 回→ 40mg/ 回→休薬

文　献

1) 犬山征夫，木田　亮，佃　守，他；S-1 Cooperative Study Group (Head and Neck Cancer Working Group). 進行・再発頭頸部癌に対する S-1 の後期臨床第 II 相試験. 癌と化学療法. 2001; 28: 1381-90.
2) Yokota T, Onozawa Y, Boku N, et al. S-1 monotherapy for recurrent or metastatic squamous cell carcinoma of the head and neck after progression on platinum-based chemotherapy. Jpn J Clin Oncol. 2011; 41: 1351-7.

〈横田知哉〉

Column 頭頸部がんと HPV

ヒトパピローマウイルス(HPV)は，中咽頭がんの原因の半分以上を占める．HPV が陽性の HPV 関連中咽頭がんは，タバコ / 飲酒と関連する HPV 陰性頭頸部がんとは治療への反応が大きく異なる．HPV 陰性頭頸部がんの 5 年生存率はおおむね 45〜50%であるのに対して，HPV 関連中咽頭がんの 5 年生存率は約 80%程度である．実臨床において HPV 関連がんの診断は免疫染色法における p16 蛋白のびまん性強陽性所見で代用されるようになり，2017 年に p16 陽性中咽頭がんは独立した項目として TNM 分類に記載された．

p16 陽性中咽頭がんは概して働き盛りの男性に好発し，原発巣が小さいうちから頸部転移をきたしやすい．そのため飲酒 / 喫煙歴が少ない頸部腫瘤を主訴とする患者をみた場合に鑑別が必要である．この要因として HPV が扁桃陰窩の深部に感染 / 定着しやすく，扁桃陰窩付近にはもともと豊富なリンパ流があるためと考えられているが，HPV 初感染から HPV 関連がん発症までの発がん機構については未だ不明なことが多い．東京大学病院における中咽頭がんの p16 陽性率は 2004 年頃から経時的に増加しており，耳鼻咽喉科・頭頸部外科医に留まらず広く啓発されるべき疾患であると考える．

日本で 2011 年から 2014 年に根治治療を施行した p16 陽性中咽頭がんに対する後ろ向き観察研究が行われ，5 年生存率で Stage I が 86.2%，Stage II が 80.2%，Stage III が 65.4%であった．また，T1-2N0 では単独放射線治療(RT)群における制御率は良好で，Stage I-II でシスプラチン(CDDP)量を 160mg/m^2 以上投与した CDDP-RT 症例の 5 年生存率は 92%であった[1]．p16 陽性中咽頭がんを加療する際には予後良好な疾患であるがゆえに晩期毒性予防も含めた有害事象管理を十分に行う必要がある．今後治療強度を減弱した標準療法が開発されると考えられる．

文　献

1）Saito Y, Hayashi R, Iida Y, et al. Optimization of therapeutic strategy for p16-positive oropharyngeal squamous cell carcinoma: Multi-institutional observational study based on the national Head and Neck Cancer Registry of Japan. Cancer. 2020; 126: 4177-87.

〈齊藤祐毅〉

3 甲状腺がんに対する薬物療法

1 レンバチニブ

1 適 応

- 根治切除不能な甲状腺がん.
- 放射性ヨウ素(RAI)による治療歴がない分化型甲状腺がん(DTC)に対して有効性および安全性は確立していない.

2 用 量

- **レンバチニブ 24mg 1日1回経口内服**(★★★).
- 副作用があらわれた場合は，症状，重症度などに応じて，休薬，減量または中止する.

3 投与中の注意点

- 投与中に腫瘍縮小・壊死を伴い，皮膚瘻，気管瘻，食道瘻を形成し，動脈露出にて大量出血した例が認められている．投与期間中は患者の状態の観察や瘻孔形成の有無の確認を十分行うこと. 出血・瘻孔形成が認められた場合は投与を中止し，適切な処置を行うこと.
- 投与前から皮膚浸潤などの大量出血のリスクがある患者には投与を控えること.

4 主な副作用

- 主な全 Grade の有害事象は，高血圧(67.8%)，下痢(59.4%)，疲労・無力症(59.0%)，食欲減退(50.2%)，体重減少(46.4%)，悪心(41.0%).
- 主な Grade 3 以上の有害事象は高血圧(42%)，体重減少

(10%), 蛋白尿(10%), 倦怠感(9%).

- 日本人では高血圧(全 Grade 87%, Grade 3 以上 80%), 蛋白尿(全 Grade 63%, Grade 3 以上 20%), 手足の皮膚反応(全 Grade 70%, Grade 3 以上 3%)などが全体より頻度が高かった[1].

5 副作用に対する注意点

- **高血圧**: 治療開始 1〜2 週間前から血圧を測定し, 必要に応じて降圧治療を行い, 原則として血圧が 140/90mmHg 未満を満たしていることを確認した上で治療を開始する. 治療開始後には自宅でも血圧を毎日測定し, 高血圧が認められる場合(140/90mmHg 以上, 心疾患を有する場合はそれ未満も含む)は, 適切な降圧治療を行う. 高血圧出現時は尿蛋白軽減のためにアンジオテンシン変換酵素阻害薬(ACE 阻害薬)またはアンジオテンシンII受容体拮抗薬(ARB)で開始する. ACE 阻害薬 /ARB にて迅速な降圧効果が期待できないことを想定して, 即効性のある Ca 拮抗薬も処方しておく. 特に, 高齢で高血圧症や心疾患を有する患者に対しては注意して管理する. 初回のみ入院管理することも考慮する. 血圧が高値で嘔気や頭痛, 胸・背部痛, 呼吸苦, めまいなどの症状が認められた場合, あるいはこれらの症状が認められなくても収縮期血圧が 160mmHg 以上, または拡張期血圧が 100mmHg 以上の場合には病院へ速やかに連絡するように患者に指導する.
- **疲労・無力症, 食欲減退**: 投与治療初期に発現することが多い. 耐えられない場合は, 休薬が可能であることを事前に患者に説明する. 重篤度に応じて早めに休薬・減量を行う. 休薬・減量すれば, 1 週間程度で回復することが多い.
- **下痢**: 治療開始時に, あらかじめロペラミドも処方する. 重篤な下痢が出現し, 入院を要することもあるので注意する.

ロペラミド投与で十分管理可能なケースが多い．重篤化した場合は，レンバチニブの減量を考慮する．

- **蛋白尿**：血管新生阻害薬による蛋白尿の管理に確立したものはない．蛋白尿の軽減に糸球体内圧の低下が有効であることから，ACE/ARB による降圧が推奨される．投与期間が長くなると蛋白尿が出現し，Grade も上昇する．eGFR の低下は，尿蛋白と相関せず，投与期間と相関する[2]．クレアチニン上昇，下肢浮腫などが認められる場合は休薬する．糖尿病，高血圧などですでに腎障害を有する患者は重篤化しやすい．尿蛋白のみで致死性に至ることはないので，尿蛋白が軽快しないことのみで投与中止すべきではない．高脂血症，動静脈血栓などの合併症のリスクあり．

6 治療成績

- 過去 13 カ月以内に中央判定にて画像で病勢進行が確認され，VEGFR を標的とする治療歴が 1 レジメン以内である RAI 治療抵抗性の DTC を対象としたプラセボとレンバチニブとの無作為化比較第Ⅲ相試験（SELECT 試験）が実施された[3]．レンバチニブは主要評価項目である無増悪生存期間（PFS）を統計学的に有意に 14.7 カ月延長させ，ハザード比 0.21 と病勢進行のリスクを 79％低下させ，さらに奏効率 65％と高い抗腫瘍効果を示した．クロスオーバー（プラセボ群も病勢進行後にレンバチニブ服用可能）の影響で両群の全生存期間（OS）は統計学的有意差を示さなかった．
- わが国において髄様がん（MTC），未分化がん（ATC）を含めた全組織型の甲状腺がんを対象とした第Ⅱ相試験が実施された．ATC（17 例）において，47％が 6 カ月以上の投与継続ができ，奏効率 24％（4/17）．PFS 中央値は 7.4 カ月，OS 中央値 10.6 カ月と良好な結果が得られた[4]．

7 導入のタイミング

- 一概に急速な増大または症状を有する場合に治療開始するのではなく，治療に伴う益と害を考慮して患者の状態を適正に評価した上で，投与の適応・開始の時期を決めることが必要である[5)].
- SELECT 試験の年齢によるサブ解析では，レンバチニブ群の高齢者(65 歳以上)と若年者(65 歳未満)との間で OS に統計学的有意差を認めなかったが，プラセボ群での比較では高齢者の方が統計学的に有意に予後不良であった[6)]．組織型によるサブ解析において，乳頭がん(PTC)ではレンバチニブ群とプラセボ群で OS に統計学的有意差を認めなかったが，濾胞がん(FTC)ではレンバチニブ群でハザード比 0.41 と OS を統計学的に有意に改善させた[7)]．さらに，肺転移腫瘍径によるサブ解析では，1cm 以上の肺転移を有する患者において，レンバチニブ群はプラセボ群と比較して PFS (ハザード比: 0.20)，OS (ハザード比: 0.63) ともに統計学的に有意に改善させ，さらに両群とも肺転移腫瘍径が大きくなるにつれて予後不良であった[8)]．NLR (好中球・リンパ球比) が 3 以上の場合は，PFS，OS ともに不良であった[9)]．したがって，数カ月以内で画像上腫瘍が増大しており，65 歳以上の高齢者，FTC，肺転移腫瘍径 1cm 以上，NLR 3 以上のいずれかに当てはまる場合には，症状がなくてもレンバチニブの早期開始を考慮する．そのほか，再発部位が頸動脈近傍，皮膚・食道・気管粘膜への浸潤など出血リスクの有無などを総合的に評価した上で，適切なタイミングで開始する．

文　献

1）Kiyota N, Schlumberger M, Muro K, et al. A subgroup analysis of Japanese patients in a phase 3 study of Lenvatinib in radioiodine-refractory differentiated thyroid cancer. Cancer Sci. 2015. 106: 1714-21.
2）Iwasaki H, Yamazaki H, Takasaki H, et.al. Renal dysfunction in patients with radioactive iodine-refractory thyroid cancer treated with tyrosine kinase inhibitors: A retrospective study. Medicine (Baltimore). 2019; 98: e17588.
3）Schlumberger M, Tahara M, Wirth LJ, et al. Lenvatinib versus placebo in radioiodine-refractory differentiated thyroid. N Engl J Med. 2015; 372: 621-30.
4）Tahara M, Kiyota N, Yamazaki T, et al. Lenvatinib for anaplastic thyroid cancer. Front Oncol. 2017; 7: 25.
5）甲状腺腫瘍診療ガイドライン作成委員会．甲状腺腫瘍診療ガイドライン 2018. 日本内分泌・甲状腺外科学会雑誌．2018; 35 (suppl 3): 68.
6）Brose MS, Worden FP, Newbold KL, et al. Effect of age on the efficacy and safety of lenvatinib in radioiodine-refractory differentiated thyroid cancer in the phase III SELECT Trial. J Clin Oncol. 2017; 35: 2692-9.
7）Ando Y, Elisei R, Schlumberger M, et al. Subgroup analysis according to differentiated thyroid cancer histology in the phase 3 (SELECT) trial of lenvatinib. Sapporo: Japan Society of Medical Oncology (JSMO) Annual Meeting 2015, 2015: 1-5.
8）Tahara M, Kiyota N, Hoff AO, et al. Impact of lung metastases on overall survival in the phase 3 SELECT study of lenvatinib in patients with radioiodine-refractory differentiated thyroid cancer. Eur J Cancer. 2021; 147: 51-7.
9）Taylor MH, Takahashi S, Capdevila J, et al. Correlation of performance status and neutrophil-lymphocyte ratio with efficacy in radioiodine-refractory differentiated thyroid cancer treated with lenvatinib. Thyroid. 2021. [Online ahead of print.]

〈佐藤方宣，田原　信〉

2 ソラフェニブ

1 適　応

- 根治切除不能な甲状腺がん.
- 放射性ヨウ素(RAI)による治療歴がない分化型甲状腺がんに対して有効性および安全性は確立していない.
- 甲状腺未分化がん患者に対する有効性および安全性は確立していない.

2 用　量

- **ソラフェニブとして1回400mg　1日2回経口投与**
(★★★)
- 副作用があらわれた場合は，症状，重症度などに応じて，休薬，減量または中止する.

3 主な副作用

- 主な有害事象は，手足皮膚反応(76.3%)，下痢(68.6%)，脱毛(67.1%)，皮疹/落屑(50.2%)，疲労(49.8%)などであった.
- 主なGrade 3以上の有害事象は手足皮膚反応(20.3%)，下痢(5.8%)，疲労(5.8%)，体重減少(5.8%)，皮疹/落屑(4.8%)などであった.
- 有害事象による治療中止は全体18.8%，日本人(12例)50%(手足皮膚反応，皮疹・落屑など)であった.

4 副作用に対する注意点

- **手足皮膚反応(手掌・足底発赤知覚不全症候群)**：角質処理，刺激除去，保湿などの予防により重症化を避けることができる．手足皮膚反応があらわれた場合には病院に連絡するよう患者指導する．早めの対応が重篤化を防ぐことができる．痛み出現(Grade 2 以上)したら，休薬が勧められる．Grade 1以下に軽快後，投与を再開する．重篤あるいは症状が長引く場合には，専門医による治療を含めた適切な処置が必要.
- **下痢，疲労**: レンバチニブの項を参照(☞ p.98).

5 治療成績

- 過去 14 カ月以内に病勢進行し，甲状腺がんに対する薬物治療歴(分子標的薬, サリドマイド, 化学療法)がない放射性ヨード治療抵抗性局所進行または転移性 DTC を対象としたプラセボとソラフェニブとの無作為化比較第Ⅲ相試験(DECISION 試験)が実施された[1]．ソラフェニブは主要評価項目である PFS を統計学的有意に延長した(ソラフェニブ群が 10.8 カ月，プラセボ群が 5.8 カ月: $p<0.0001$)，またハザード比 0.587(95% CI: 0.454–0.758)と病勢進行のリスクをおよそ 41%低下させた．クロスオーバーの影響で全生存期間は両群間で有意差は認められなかった．ソラフェニブの奏効割合は 12.2%であった.
- わが国において根治切除不能な ATC，進行・転移 MTC を対象とした第Ⅱ相試験が実施された．奏効率は ATC 0% (0/10)，MTC 25%(2/8)であった[2].
- 現在レンバチニブまたはソラフェニブに対し治療抵抗性である放射性ヨード治療抵抗性局所進行または転移性 DTC を対象としたプラセボとカボザンチニブとの無作為化比較第Ⅲ相試験(COSMIC-311 試験)が進行中である．中間解析結果ではあるが，カボザンチニブは主要評価項目である PFS を統計学的有意に延長させ，またハザード比 0.22(95% CI: 0.13–0.36; $p<0.0001$)と病勢進行のリスクをおよそ 78%低下させたと報告されており，今後レンバチニブまたはソラフェニブ抵抗性 DTC への新たな治療選択肢となる可能性がある[3].

文　献

1) Brose MS, Nutting CM, Jarzab B, et al. Sorafenib in radioactive iodine-refractory, locally advanced or metastatic differentiated thyroid cancer: a randomised, double-blind, phase 3 trial. Lancet. 2014; 384: 319-28.
2) ネクサバール添付文書. In 2016 年 2 月改訂(第 16 版).
3) https://ir.exelixis.com/news-releases/news-release-details/exelixis-initiates-phase-3-pivotal-trial-cosmic-311-cabozantinib

〈和田明久，田原　信〉

3 バンデタニブ

1 適 応

- 根治切除不能な甲状腺髄様がん

2 用 量

- **バンデタニブとして1回300mg　1日1回，経口投与**（★★★）
- 副作用があらわれた場合は，症状，重症度などに応じて，休薬，減量または中止する．
- 減量する場合には，1日1回200mgに減量し，その後必要であれば100mgに減量する．

3 主な副作用

- 主な全Gradeの有害事象は，下痢(56%)，発疹(45%)，悪心(33%)，高血圧(32%)，頭痛(26%)，倦怠感(24%)などであった
- 主なGrade 3以上の有害事象として下痢(11%)，高血圧(9%)，QTc延長(8%)，倦怠感(6%)などであった．

4 投与時の注意

- **QT間隔延長**：心室性不整脈(Torsades de pointesを含む)があらわれることがあるので，定期的な心電図検査*)を要する．QT延長の副作用は，投与開始後1カ月以内に多いといわれ

*)定期的な心電図検査の実施頻度について

・スクリーニング時～投与開始から4週目：毎週

・投与8週目～36週目：4週ごと

・投与48週以降：12週ごと

ている．500msec を超える QTcB を認めるときは，QTcB が 480msec 以下に軽快するまでバンデタニブを休薬し，再開時は休薬前の投与量からの減量を行う．

バンデタニブ中止については，①休薬後 6 週間以内に QTcB が 480msec 以下に軽快しない場合，②バンデタニブの用量が 100mg/ 日で，QTcB が 500msec を超える場合に行う．

QT 間隔延長させる他の薬剤との併用には注意を要する．

- **光線過敏症**: 日光などの光線照射に伴う紅斑が出現した場合には，すみやかに担当医に連絡するよう患者指導する．予防には日光を遮る衣服の着用，日焼け止めが有効である．
- **下痢，悪心，疲労**: レンバチニブの項を参照(☞ p.98).

5 治療成績

- 切除不能な局所進行・再発転移の MTC を対象にバンデタニブとプラセボとの無作為化比較第Ⅲ相試験(ZETA 試験)が実施された．バンデタニブは主要評価項目である PFS を統計学的有意に延長させ($p<0.001$)，ハザード比 0.46(0.31-0.69)と病勢進行のリスクを 64％低下させた[1]．バンデタニブの奏効割合は 43.7％であった．クロスオーバーの影響で全生存期間は両群間で有意差は認められなかった．また，病勢進行と症状に注目し，4 群(すなわち，症状あり＋進行あり vs 進行あり＋症状なし vs 進行なし＋症状あり vs 進行なし＋症状なし)に分類した ZETA 試験の事後解析が報告された[2]．バンデタニブは，プラセボと比較して，症状あり＋進行ありのサブグループで，PFS を有意に延長させ，ハザード比 0.43(0.28-0.64)と病勢進行のリスクを 67％低下させた．同サブグループにおいても全生存期間は有意差を認めなかった．

MTC の腫瘍マーカーとしては，カルシトニンおよびがん胎児抗原(CEA)が有名であるが，近年膵臓腫瘍の腫瘍マーカーで有名なCA19-9がMTCの予後因子である可能性が示唆されている．血清CA19-9の陽性例およびCA19-9のダブリングタイムが1年未満であるときは，画像的な病勢進行がなくても，バンデタニブの投与が考慮されるとの報告がある[3]．

文　献

1) Wells SA, Jr., Robinson BG, Gagel RF, et al. Vandetanib in patients with locally advanced or metastatic medullary thyroid cancer: a randomized, double-blind phase III trial. J Clin Oncol. 2012; 30: 134–41.
2) Kreissl MC, Bastholt L, Elisei R, et al. Efficacy and safety of vandetanib in progressive and symptomatic medullary thyroid cancer: Post hoc analysis from the ZETA trial. J Clin Oncol. 2020;38. Published on June 25, 2020. DOI: https://doi.org/10.
3) Lorusso L, Romei C, Piaggi P, et al. Positivity and doubling time are prognostic factors of mortality in patients with advanced medullary thyroid cancer with no evidence of structural disease progression according to RECIST. Thyroid. Published online January 7, 2021. doi:10.1089/thy.2020.0060.

〈田中英基，田原　信〉

4 遺伝子パネル検査に基づく分子標的薬

1 適応（遺伝子異常と分子標的治療薬）

遺伝子パネル検査結果に基づいて，臨床研究を含めた薬剤選択を考慮する．

- *RET* 遺伝子変異または融合遺伝子：セルペルカチニブ（申請中，治験中）
- *NTRK* 融合遺伝子：エヌトレクチニブ（保険診療），ラロトレクチニブ（保険診療）
- *BRAF* 遺伝子変異：BRAF 阻害薬＋MEK 阻害薬（患者申出療養）
- *ALK* 融合遺伝子：ALK 阻害薬（患者申出療養）
- *RAS* 遺伝子変異：ファルネシル基転移酵素阻害薬（臨床研究）

以下に頻度の多い，もしくは治療標的となりうる主な遺伝子異常を示す．

- 分化型甲状腺がん［乳頭がん（>90%），濾胞がん（<10%）］
  - ・乳頭がん
    BRAF 変異（40～80%），*RET/PTC* 融合遺伝子（5～20%），*TERT* 変異（5～15%），*RAS* 変異（5%），*ALK* 融合遺伝子（8%），*NTRK* 融合遺伝子（5～13%）
  - ・濾胞がん
    RAS 変異（30～50%），*TERT* 変異（10～35%），*PAX8/PPARγ* 融合遺伝子（0～30%）
- 髄様がん（<1%）
  - ・散発性髄様がん
    somatic *RET* 変異（40～60%），*RAS* 変異（10～40%）
  - ・家族性髄様がん
    germline *RET* 変異（100%）

- 低分化がん(1％): *RAS* 変異(20～50％), *TERT* 変異(20～50％), *TP53* 変異(10～35％), *BRAF* 変異(5～15％), *RET/PTC* 融合遺伝子(0～10％), *ALK* 融合遺伝子(9％)
- 未分化がん(<1％): *TP53* 変異(20～80％), *TERT* 変異(10～50％), *BRAF* 変異(10～50％), *RAS* 変異(10～50％), *ALK* 融合遺伝子(4％)

2 用法・用量

- **セルペルカチニブ(対象: *RET* 遺伝子異常を有する根治切除不能な甲状腺がん)**(★★★)
  160mg を 1 日 2 回経口投与
  成人には 1 日 1 回
- **エヌトレクチニブ(対象: *NTRK* 融合遺伝子陽性の進行・再発の固形がん)**(★★)
  成人には 1 日 1 回 600mg を経口投与
- **ラロトレクチニブ(対象: *NTRK* 融合遺伝子陽性の進行・再発の固形がん)**(★★)
  成人には 1 日 1 回 100mg を経口投与

3 治療効果と投与時の注意点

▶セルペルカチニブ

LIBRETTO-001 試験: 奏効率は, 前治療歴有する *RET* 遺伝子変異陽性 MTC にて 69％(95%CI: 55-81), 前治療歴ない *RET* 遺伝子変異陽性 MTC にて 73％(95%CI: 62-82), *RET* 癒合遺伝子陽性の甲状腺がんにて 79％(95%CI: 54-94).

重大な副作用である肝機能障害(39.4%), QT 間隔延長(14.4%), 高血圧(29.4%), 過敏症(10.6%)には特に注意する.

▶エヌトレクチニブ

STARTRK-2 試験: 国際共同第Ⅱ相試験. 奏効率は 56.9％(95％ CI: 42.3-70.7).

重大な副作用である認知障害・運動失調(27.4%), 心臓障害(3.0%), QT延長(1.2%), 間質性肺疾患(1.2%)には特に注意する. その他にも失神, 貧血, 好中球減少などがあるため, 減量・休薬・中止基準を考慮して治療を行う.

▶ラロトレクチニブ

NAVIGATE試験: 国際共同第II相試験. 奏効率は65.2% (80% CI: 57.9-71.9).

重大な副作用である肝機能障害［ALT増加(28.0%), AST増加(23.3%)など］, 骨髄抑制［好中球減少(10.6%), 白血球減少(9.0%)など］, 中枢神経系障害［浮動性めまい(17.5%), 錯感覚(2.6%)など］は特に注意する. その他には悪心, 便秘, 疲労などがあるため十分な観察を行う.

文　献

1) Wirth LJ, Sherman E, Robinson B, et al. Efficacy of selpercatinib in RET-altered thyroid cancers. N Engl J Med. 2020; 383: 825-35.

2) Doebele RC, Drilon A, Paz-Ares L, et al. Entrectinib in patients with advanced or metastatic NTRK fusion-positive solid tumours: integrated analysis of three phase 1-2 trials. Lancet Oncol. 2020; 21: 271-82.

3) Hong DS, DuBois SG, Kummar S, et al. Larotrectinib in patients with TRK fusion-positive solid tumours: a pooled analysis of three phase 1/2 clinical trials. Lancet Oncol. 2020; 21: 531-40.

〈岡野　晋〉

Column 血管新生阻害薬開始のタイミング

転移・再発巣がRAI不応であっても比較的ゆっくりと進行することがあり，治療開始のタイミングは慎重に検討すべきである．NCCNのガイドラインでは急速な増大または症状を有する患者に分子標的薬の投与を考慮すべきとされている[1]．American Thyroid Association (ATA) のガイドラインではこれらに加えて，切迫して命が脅かされる場合（病状悪化して治療が必要となる，かつまたは予後が6カ月未満と予想される）も分子標的薬の投与を考慮すべきとしている[2]．

症状を有しない患者が症状出現または急速な増大を示すまで投与を控える（先延ばしする）ことで，予後悪化，動脈浸潤・皮膚浸潤による出血リスクの増加，QOLの悪化など患者に不利益をもたらす・投与の機会を失うリスクがある．SELECT試験のサブ解析の結果，高齢者（65歳以上），濾胞がん，好中球・リンパ球比（NLR）3以上，肺転移1cm以上の場合，プラセボ群は予後不良であることが示され[3-6]，遅れて治療開始すると予後不良になることが示された．よって，このような予後不良因子を有する場合は，急速増大または症状がなくても，治療開始を考慮すべきである．出血リスクを評価するために，画像にて頸動脈，皮膚，気管・食道粘膜への浸潤の有無を評価して，経過観察による出血リスクを判断する．症状を有しない場合でも再発・転移を有する患者にはアクティブ サーベイランスが勧められる．定期的な画像診断にて転移再発腫瘍の動脈・脊柱管・気管・食道・皮膚などへの浸潤リスクの有無，腫瘍の増大スピード，血液検査にてサイログロブリン，抗サイログロブリン抗体の増減から，適切に出血・QOL悪化のリスク，病勢進行の有無を判断する必要がある．すなわち，一概に急速な増大または症状を有する場合に治療開始するのではなく，リスク・ベネフィットを考慮して患者の状態を適正に評価した上で，投与の適応・開始のタイミングを決めることが必要である.

文　献

1) NCCN Clinical Practice Guidelines in Oncology (NCCN Guidelines®) Thyroid carcinoma. In. NCC.org 2016.
2) Haugen BR, Alexander EK, Bible KC, et al. 2015 American Thyroid Association Management Guidelines for Adult Patients with Thyroid Nodules and Differentiated Thyroid Cancer: The American Thyroid Association Guidelines Task Force on Thyroid Nodules and Differentiated Thyroid Cancer. Thyroid 2016; 26: 1-133.
3) Brose MS, Worden FP, Newbold KL, et al. Effect of age on the efficacy and safety of lenvatinib in radioiodine-refractory differentiated thyroid cancer in the phase III SELECT Trial. J Clin Oncol. 2017; 35: 2692-9.
4) Ando Y, Elisei R, Schlumberger M, et al. Subgroup analysis according to differentiated thyroid cancer histology in the phase 3 (SELECT) trial of lenvatinib. JSMO Annual Meeting 2015; O2-1-5.
5) Taylor MH, Takahashi S, Capdevila J, et al. Correlation of performance status and neutrophil-lymphocyte ratio with efficacy in radioiodine-refractory differentiated thyroid cancer treated with lenvatinib. Thyroid. 2021.
6) Tahara M, Kiyota N, Hoff AO et al. Impact of lung metastases on overall survival in the phase 3 SELECT study of lenvatinib in patients with radioiodine-refractory differentiated thyroid cancer. Eur J Cancer 2021; 147: 51-7.

〈田原　信〉

Column 血管新生阻害薬の副作用管理

副作用は決して軽いとはいえず，特に投与開始初期は副作用の頻度，重症度も高い．臨床試験の結果から投与期間中央値は1年を超えることが予想されるので，患者のQOLを悪化させないように，休止，減量，再開など細やかな副作用管理を必要とする．忍容できない副作用が出現するまで投与を継続するのではなく，忍容できない副作用が出現する前に予定休薬(「つらくなる前に休薬」)することで，患者のQOL向上，治療成績の向上も期待される．薬物療法の副作用管理に精通した医師のみならず，副作用発現時に適切に対応可能な施設整備，患者教育も必須である(第I部-3. 外来薬物療法参照☞ p.20)．

日本臨床腫瘍学会(JSMO)のがん薬物療法専門医と内分泌・甲状腺外科・頭頸部外科間の連携はその一つの方策となると思われ，甲状腺癌診療連携プログラムとしてJSMO，日本内分泌外科学会(JAES)，日本甲状腺外科学会(JSTS)，日本頭頸部癌学会は，診療連携に関わる協定を締結し(http://www.jsmo.or.jp/thyroid-chemo/)，チーム医療として患者に最適な医療提供を目指している．

〈田原　信〉

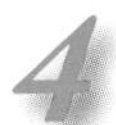 骨転移に対する治療法

1 ゾレドロン酸による骨転移の治療

1 適応条件

- 溶骨性骨病変(骨 X-P または CT，MRI にて)のある症例.
- 血中クレアチニン 3mg/dL 以下.

2 投与例

- **生理食塩水または 5%グルコース 100mL＋ゾメタ® 4mg 15 分**

3 投与スケジュール(★★★)

	Day 1	Day 22-29
ゾレドロン酸 4mg (ゾメタ®)	↓	↓

3〜4 週毎繰り返し

4 慎重投与

- 血中クレアチニンが 3mg/dL より高い症例.
- 全身状態が重篤な症例.

5 禁 忌

- 観血的歯科処置(抜歯など)の直後あるいは予定している症例.

6 主な副作用

- 大規模第Ⅲ相試験(乳がん骨転移患者)にて偽薬より有意に多い有害事象は発熱，倦怠感，腹痛であった．特に第 1 回目の

点滴時に acute phase response（発熱，倦怠感，一時的な骨痛の悪化）が 1〜5％に報告されている．腎機能の悪化（1〜5％），低 Ca 血症（有症状は 1％以下）が問題になる．

- 長期使用患者で，特に歯科処置を行った患者で顎骨壊死（ONJ）の合併が問題になっている[6]．

またやはり長期使用患者で，頻度は少ないが（<1％），非定型大腿骨骨折が問題になっている．

7 注意点

投与開始前に歯科受診し観血的歯科処置の必要性をチェックしておくことが推奨される．ONJ の管理については日本骨代謝学会が中心に position paper が発行されている[7]．

非定型大腿骨骨折については長期使用患者（>2〜3 年）における症状チェック，必要時の画像診断が推奨されている[8]．

8 治療成績

ビスホスホネートは骨転移による疼痛に対する緩和的治療として有効であり，また単独治療でも放射線学的な効果が認められている．現在最も活性の高いゾレドロン酸 4mg 静注投与 3〜4 週毎は，乳がん骨転移[1]，典型的な造骨性骨転移である前立腺がんの骨転移[2]，さらには肺がん，その他の固形がん骨転移[3]においても骨合併症（SRE）を減少させた．生存期間の改善については明らかなエビデンスはない．

なお，有害事象とのバランスを考え，ゾレドロン酸投与を 12 週間へ間隔を開ける試みが特に乳がんで行われており，メタアナリシスで骨合併症に差がないと報告されている[9]．

頭頸部がんの骨転移に対するゾレドロン酸のエビデンスはほとんどない．上記の固形がん骨転移に関する試験で，頭頸部がんが 10 例，甲状腺がんが 6 例含まれていたが[3]，サブグループ分析ができる症例数ではない．上咽頭がん骨転移[4]，甲状腺がん骨転移[5]に関するゾレドロン酸使用例と未使用例とを比較した後ろ向き分析ではゾレドロン酸を使用した方がSREが少ないという報告はある.

文 献

1) Kohno N, Aogi K, Minami H, et al. Zoledronic acid significantly reduces skeletal complications compared with placebo in Japanese women with bone metastases from breast cancer: a randomized, placebo-controlled trial. J Clin Oncol. 2005; 23: 3314-21.
2) Saad F, Gleason DM, Murray R, et al. Long-term efficacy of zoledronic acid for the prevention of skeletal complications in patients with metastatic hormone-refractory prostate cancer. J Natl Cancer Inst. 2004; 96: 879-82.
3) Rosen LS, Gordon D, Tchekmedyian S, et al. Zoledronic acid versus placebo in the treatment of skeletal metastases in patients with lung cancer and other solid tumors: a phase III, double-blind, randomized trial--the Zoledronic Acid Lung Cancer and Other Solid Tumors Study Group. J Clin Oncol. 2003; 21: 3150-7.
4) Jin Y, An X, Cai YC, et al. Zoledronic acid combined with chemotherapy bring survival benefits to patients with bone metastases from nasopharyngeal carcinoma. J Cancer Res Clin Oncol. 2011; 137: 1545-51.
5) Orita Y, Sugitani I, Toda K, et al. Zoledronic acid in the treatment of bone metastases from differentiated thyroid carcinoma. Thyroid. 2011; 21: 31-5.
6) Saad F, Brown JE, Van Poznak C, et al. Incidence, risk factors, and outcomes of osteonecrosis of the jaw: integrated analysis from three blinded active-controlled phase III trials in cancer patients with bone metastases. Ann Oncol. 2012; 23: 1341-7.
7) Japanese Allied Committee on Osteonecrosis of the Jaw; Yoneda T, Hagino H, Sugimoto T, et al. Antiresorptive agent-related osteonecrosis of the jaw: Position Paper 2017 of the Japanese Allied Committee on Osteonecrosis of the Jaw. J Bone Miner Metab. 2017; 35: 6-19.
8) Lockwood M, Banderudrappagari R, Suva LJ, et al. Atypical femoral fractures from bisphosphonate in cancer patients-Review. J Bone Oncol. 2019; 18: 100259.
9) Liu C, Wang L, Liu L,et al. Efficacy and safety of de-escalation bone-modifying agents for cancer patients with bone metastases: a systematic review and meta-analysis. Cancer Manag Res. 2018; 10: 3809-23.

〈高橋俊二〉

2 デノスマブによる骨転移の治療

1 適応条件

- 溶骨性骨病変(骨 X-P または CT, MRI にて)のある症例.

2 投与法

- デノスマブ(ランマーク®) 120mg シリンジ皮下注

3 投与スケジュール(★★★)

	Day 1	Day 29
デノスマブ 120mg 皮下注(ランマーク®)	↓	↓

4週毎繰り返し

4 慎重投与

- 血中 Ca が低い症例.
- クレアチニンが 3mg/dL より高い症例.
- 全身状態が重篤な症例.

5 禁　忌

- 観血的歯科処置(抜歯など)の直後あるいは予定している症例.

6 主な副作用

- 大規模第Ⅲ相試験にてゾレドロン酸より有意に多い有害事象は低 Ca 血症であった. 本邦で承認後 2012 年 4〜7 月で約 3100 例に使用され, 45 例の低 Ca 血症の報告(重篤 14 例, 内乳がん 1 例)が行われ, 死亡例も報告された. 発現までの期間は 5 日〜2 週間がほとんどであった. 腎機能低下例での発症が多く, 注意が必要である. また, 第Ⅲ相試験でも Ca 製剤やビタミン D 製剤の投与により Grade 3 以上の低 Ca 血症が減少しており(8.7%→2.3%)，カルシウム・ビタミンD製剤の併用が推奨される．

- ゾレドロン酸と同様に顎骨壊死(ONJ)のリスクがあり，ゾレドロン酸との比較において1年目で0.8%，2年目で1.8%が報告されている[4]．

またゾレドロン酸と同様に，稀であるが長期使用患者における非定型大腿骨骨折が問題になっている[5]．

7 注意点

投与開始前に歯科受診し観血的歯科処置の必要性をチェックしておくことが推奨される．

またゾレドロン酸と同様に，非定型大腿骨骨折については長期使用患者(＞2～3年)における症状チェック，必要時の画像診断が推奨される．

8 治療成績

進行乳がん骨転移患者[1]，ホルモン療法抵抗性前立腺がん骨転移患者[2]，乳がん・前立腺がん以外の固形がん骨転移患者および骨髄腫患者[3]に対するデノスマブとゾレドロン酸を直接比較したランダム化二重盲検第Ⅲ相比較試験の成績が報告された．デノスマブ群(120mg皮下注，4週毎)とゾレドロン酸群(4mg静注，4週毎)に1：1で無作為に割付け，初回のSRE(病的骨折，骨に対する放射線治療，骨に対する外科的手術，脊髄圧迫)発現までの期間を主要評価項目として評価した．なお，乳がん骨転移では136名の日本人患者が解析対象として含まれている．3つの試験のcombined analysisでは追跡期間約34カ月において，デノスマブ群はゾレドロン酸群に比べ，SREの初回発現リスクを有意に17%低下させ(p＜0.001)，初回および初回以降のSRE発現リスクについても有意に18%低下させた(p＜0.001). 個々のSREでは, イベントの多い病的骨折(HR 0.86), 骨への照射(HR 0.77)では有意にデノスマブが低下させた. 全生存期間(HR 0.99; p=0.71)と病勢進行(HR 1.02; p=0.63)については変わらなかった.

頭頸部がんの骨転移に対するデノスマブのエビデンスはほとんどない. たとえば比較的骨転移の多い甲状腺がんにおいても, 2018年のretrospective reviewでは骨転移患者143例中デノスマブが使用されていたのは1例のみであった[6].

文 献

1) Stopeck AT, Lipton A, Body JJ, et al. Denosumab compared with zoledronic acid for the treatment of bone metastases in patients with advanced breast cancer: a randomized, double-blind study. J Clin Oncol. 2010; 28: 5132-9.
2) Fizazi K, Carducci M, Smith M, et al. Denosumab versus zoledronic acid for treatment of bone metastases in men with castration-resistant prostate cancer: a randomised, double-blind study. Lancet. 2011; 377: 813-22.
3) Henry DH, Costa L, Goldwasser F, et al. Randomized, double-blind study of denosumab versus zoledronic acid in the treatment of bone metastases in patients with advanced cancer (excluding breast and prostate cancer) or multiple myeloma. J Clin Oncol. 2011; 29: 1125-32.
4) Saad F, Brown JE, Van Poznak C, et al. Incidence, risk factors, and outcomes of osteonecrosis of the jaw: integrated analysis from three blinded active-controlled phase III trials in cancer patients with bone metastases. Ann Oncol. 2012; 23: 1341-7.
5) Yang SP, Kim TWB, Boland PJ, et al. Retrospective review of atypical femoral fracture in metastatic bone disease patients receiving denosumab therapy. Oncologist. 2017; 22: 438-44.
6) Mazziotti G, Formenti AM, Panarotto MB, et al. Real-life management and outcome of thyroid carcinoma-related bone metastases: results from a nationwide multicenter experience. Endocrine. 2018; 59: 90-101.

〈高橋俊二, 福田直樹〉

Column 頭頸部がんにおけるバイオマーカー

薬物療法を含む，治療介入の有効性を予測する因子はpredictive marker（効果予測マーカー）の一つであり，治療法およびその対象症例選択において基盤となる重要な概念である．転移/再発頭頸部扁平上皮がんに対する一次治療において，抗PD-1抗体のペムブロリズマブを含むレジメンの意義を検証したKeynote048試験では，腫瘍組織におけるPD-L1発現（combined positive score，CPS：腫瘍組織におけるPD-L1を発現した腫瘍細胞および免疫細胞数を総腫瘍細胞数で除し，100を乗じた数値）の多寡により同レジメンの効果が異なることが示されたことから，CPSは治療レジメン選択における重要なバイオマーカーとして認識された[1]．これらに加え，肺非扁平上皮がんにおける*EGFR*遺伝子変異とEGFR-TKI使用などに代表されるバイオマーカーとしての特定の遺伝子変異に基づいた治療選択が頭頸部がん領域においても進められている．*HRAS*変異を有する腫瘍細胞の割合が高い頭頸部扁平上皮がんでは，HRASの活性化に必要なファルネシルトランスフェラーゼの選択的阻害薬が高い奏効割合を示している[2]．

ヒトパピローマウイルス（HPV）は，頭頸部がん領域では主に中咽頭がんの発症に関与している．同様の治療を実施しても，一般にHPV関連中咽頭がんはHPV非関連中咽頭がんに比べ予後が良好である（prognostic marker：予後マーカー）が，HPV関与の有無が特定の治療のpredictive markerになるかについての一定した見解は現時点で得られていない[3,4]．一方，HPV関連がんでは，今後HPV治療ワクチンなどのHPVを直接的に標的とする個別化治療の機会もあり得ることから，HPV関連の有無がもつ患者層別マーカー（stratification marker）としての意義は更に重要となると思われる[5].

頭頸部がんの病態のさらなる解明は，新たなバイオマーカーの同定とそれに伴う予後の改善に直結しうる．これらを実現するため，基礎研究と臨床の連携が一層求められる．

文　献

1) Burtness B, Harrington KJ, Greil R. et al. Pembrolizumab alone or with chemotherapy versus cetuximab with chemotherapy for recurrent or metastatic squamous cell carcinoma of the head and neck (KEYNOTE-048): A randomised, open-label, phase 3 study. Lancet. 2019; 394: 1915-28.
2) Ho AL, Brana I, Haddad R, et al. Tipifarnib in head and neck squamous cell carcinoma with HRAS mutations. J Clin Oncol. 2021, JCO2002903.
3) Ang KK, Harris J, Wheeler R. et al. Human papillomavirus and survival of patients with oropharyngeal cancer. N Engl J Med. 2010; 363: 24-35.
4) Licitra L, Perrone F, Bossi P, et al. High-risk human papillomavirus affects prognosis in patients with surgically treated oropharyngeal squamous cell carcinoma. J Clin Oncol. 2006; 24: 5630-6.
5) Massarelli E, William W, Johnson F, et al. Combining immune checkpoint blockade and tumor-specific vaccine for patients with incurable human papillomavirus 16-related cancer: A phase 2 clinical trial. JAMA Oncol. 2019; 5: 67-73.

〈榎田智弘〉

第III部

頭頸部がん薬物療法の副反応対策と支持療法

治療の推奨度の説明

★★★：ランダム化比較試験やメタアナリシスに基づく世界的にもコンセンサスのある治療
★★：ランダム化比較試験の報告はないが，一定のエビデンスとコンセンサスのある治療
★：推奨できる明確なエビデンスはないが，一般臨床でのオプションとなる治療

1 副反応の対策

1 発熱性好中球減少(febrile neutropenia：FN)

1 FNの定義と病態

- **定義**：好中球数が500/μL未満，または1000/μL未満で48時間以内に500/μL未満に減少すると予測される状態で，かつ腋窩温37.5℃以上(口腔内温38℃以上)の発熱を生じた場合を，FNと定義する[1].
- **病態**：免疫不全状態下の感染症であり，迅速に，かつ適切に対応しなければ急速に重症化して死に至る危険性のあるオンコロジー・エマージェンシーである．実際に，がん薬物療法による治療関連死の最大の要因となっている．腫瘍自体，もしくは治療に伴う皮膚や粘膜バリアの破綻などを侵入門戸として，消化管の細菌叢や皮膚の常在菌が血中に流れ込むと考えられている．

2 FNの診断とリスク分類

- **身体所見**：感染巣の検索のため，詳細な問診と全身の理学所見をとる．特に，頭頸部がん化学療法時においては，口腔，咽頭粘膜炎の状態把握は必須といえる．また，中心静脈カテーテル(CVC)，皮下埋め込み型ポート，経鼻胃管，胃瘻などが留置されていることが多く，これらのデバイスに感染徴候がないかもチェックする．
- **検査**：血算，生化学検査に加え，2セット以上の静脈血培養を採取する(CVC留置時はCVCからの採取を含める)．感染徴候を示す身体部位があれば適宜培養，画像検査などを追加する．

- **原因微生物**: 以前は緑膿菌，大腸菌などのグラム陰性菌が優位であったが，近年はコアグラーゼ陰性ブドウ球菌，黄色ブドウ球菌，レンサ球菌などグラム陽性菌の頻度が高い[1]．また，特に頭頸部がんにおいては，口腔・咽頭粘膜のカンジダ感染にも注意が必要である．
- **リスク分類**: 近年，がん薬物療法は広く外来で行われるようになり，放射線治療の同時併用や病変局所の綿密なケアが必要となる頭頸部がん領域においても，その例外ではない．FN 患者の中で重症化するリスクが低い群を選別する目的で Multinational Association for Supportive Care in Cancer scoring system（MASCC スコア）が広く知られており[2]，American Society of Clinical Oncology（ASCO）[3]，European Society for Medical Oncology（ESMO），日本臨床腫瘍学会など各国のガイドラインに引用されている（表 4）．

3 FN の治療指針

- **初期治療（経験的治療）**（★★★）：既述のリスク分類を用いてトリアージを行い，高リスクの場合は入院管理のもと抗菌薬の経静脈投与を行う．抗菌薬はグラム陰性桿菌を抗菌スペクトラムに含む β-ラクタム薬から，自施設の臨床分離菌の感受性（アンチバイオグラム）も参考にして選択する．低リスクの場合は外来治療を開始するが，改善しない場合は速やかに入院に切り替えるなど，十分な患者教育と柔軟な対応が必要である．初期治療（経験的治療）のアルゴリズムを図 2 に[1]，具体的な処方例を表 5 に示す．
- **経験的治療開始後の再評価，方針**（★★★）：経験的治療を開始した 3～4 日後に再評価を行う．経過が良好であれば，（経静脈薬で開始した場合は）経口の抗菌薬に変更することも検討し，好中球減少から回復すれば抗菌薬投与を終了する．発熱が持続する場合は，画像検査などの再評価を行い，真菌や

表 4　MASCC スコアとその他のリスク項目

MASCC スコア	
項目	スコア
症状の程度	
・症状なし	5
・軽度の症状	5
・中等度の症状	3
血圧低下なし	5
慢性閉塞性肺疾患なし	4
固形がんである，あるいは造血器腫瘍で真菌感染症の既往がない	4
脱水症状なし	3
外来管理中の発熱	3
60 歳未満（16 歳未満には適用しない）	2
最高得点は 26 点 21 点以上は重篤な感染症を発症する可能性が 5%以下であり，低リスク群	

その他のリスク項目 ASCO, Infectious Diseases Society of America (IDSA), National Comprehensive Cancer Network (NCCN), European Organisation for Research and Treatment of Cancer (EORTC) などのガイドラインを参考に
・7 日以上持続する高度な好中球減少（100/μL 以下） ・Dose-intensity, dose-density の高いレジメン ・FN の既往 ・高度の貧血，血小板減少 ・深部静脈血栓症，肺血栓塞栓症の存在 ・カテーテル関連の感染 ・明らかな感染巣を有する場合 ・がんがコントロールされていない ・重篤な粘膜炎 ・嚥下障害 ・妊婦，看護が必要な患者 ・骨折，外傷を伴う患者 ・緊急放射線照射が必要な患者 ・CRP，プロカルシトニン高値 など また，システムレビューにより以下の異常がある場合 （ASCO ガイドラインにより詳細な記載あり） ・不整脈，心不全など心血管系の異常 ・肺炎，低酸素血症など呼吸器系の異常 ・新たに出現した腹痛など消化管系の異常 ・新たに出現した精神障害など中枢神経系の異常 ・肝逸脱酵素上昇など肝胆道系の異常 ・クレアチニンクリアランス低下など腎尿管系の異常

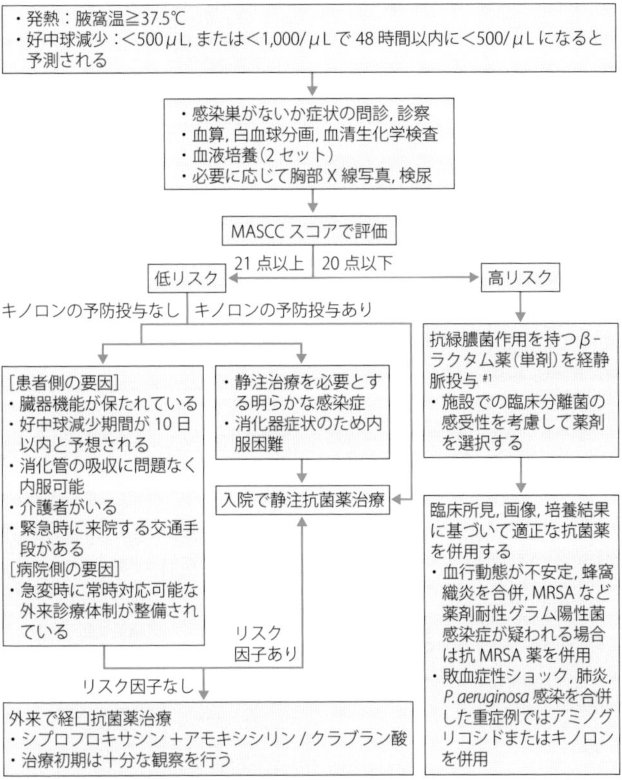

- 発熱：腋窩温≧37.5℃
- 好中球減少：＜500 μL，または＜1,000/μL で 48 時間以内に＜500/μL になると予測される

↓

- 感染巣がないか症状の問診，診察
- 血算，白血球分画，血清生化学検査
- 血液培養（2 セット）
- 必要に応じて胸部 X 線写真，検尿

↓

MASCC スコアで評価

21 点以上 → 低リスク

20 点以下 → 高リスク

低リスク

キノロンの予防投与なし

キノロンの予防投与あり → 入院で静注抗菌薬治療

［患者側の要因］
- 臓器機能が保たれている
- 好中球減少期間が 10 日以内と予想される
- 消化管の吸収に問題なく内服可能
- 介護者がいる
- 緊急時に来院する交通手段がある

［病院側の要因］
- 急変時に常時対応可能な外来診療体制が整備されている

リスク因子あり → 入院で静注抗菌薬治療

- 静注治療を必要とする明らかな感染症
- 消化器症状のため内服困難

↓

入院で静注抗菌薬治療

リスク因子なし ↓

外来で経口抗菌薬治療
- シプロフロキサシン＋アモキシシリン／クラブラン酸
- 治療初期は十分な観察を行う

高リスク

↓

抗緑膿菌作用を持つ β-ラクタム薬（単剤）を経静脈投与 #1
- 施設での臨床分離菌の感受性を考慮して薬剤を選択する

↓

臨床所見，画像，培養結果に基づいて適正な抗菌薬を併用する
- 血行動態が不安定，蜂窩織炎を合併，MRSA など薬剤耐性グラム陽性菌感染症が疑われる場合は抗 MRSA 薬を併用
- 敗血症性ショック，肺炎，*P. aeruginosa* 感染を合併した重症例ではアミノグリコシドまたはキノロンを併用

#1：セフェピム，メロペネム，タゾバクタム／ピペラシリン，セフタジジムなど

図 2　FN 患者に対する初期治療（経験的治療）

〔「日本臨床腫瘍学会編：発熱性好中球減少症（FN）診療ガイドライン，改訂第 2 版，p.xii，2017，南江堂」より許諾を得て転載.〕

MRSA の関与が否定できない際は抗真菌薬や抗 MRSA 薬の追加を検討する．また，感染巣や原因菌が明らかになった場合は，それぞれに応じて抗菌薬の変更を行う．経験的治療開始後のアルゴリズムを図 3[1] に示す．

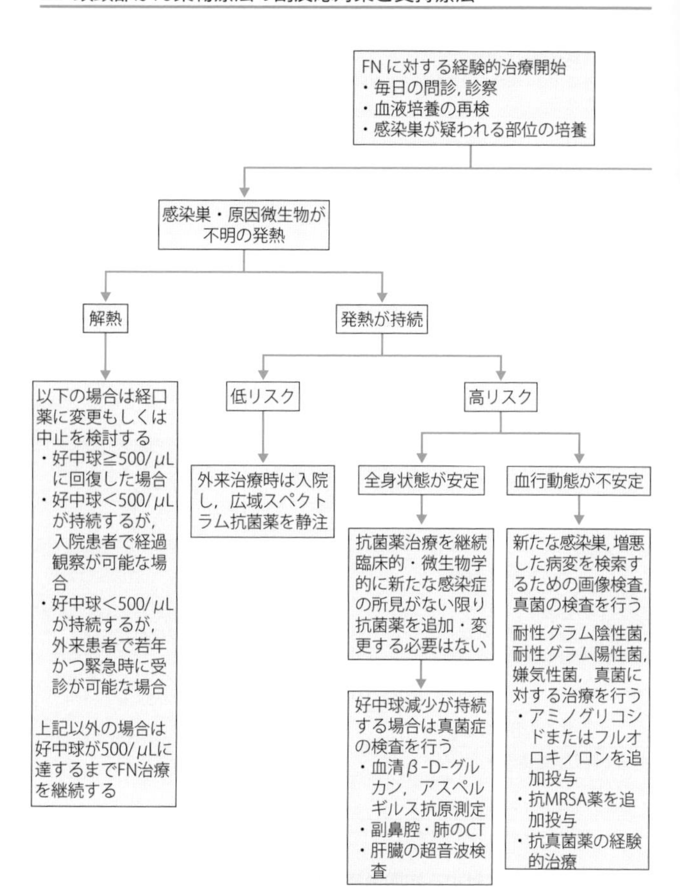

図3 FN 患者に対する経験的治療開始 3〜4 日後の再評価

〔「日本臨床腫瘍学会編: 発熱性好中球減少症(FN)診療ガイドライン, 改訂第 2 版, p. xiii, 2017, 南江堂」より許諾を得て転載.〕

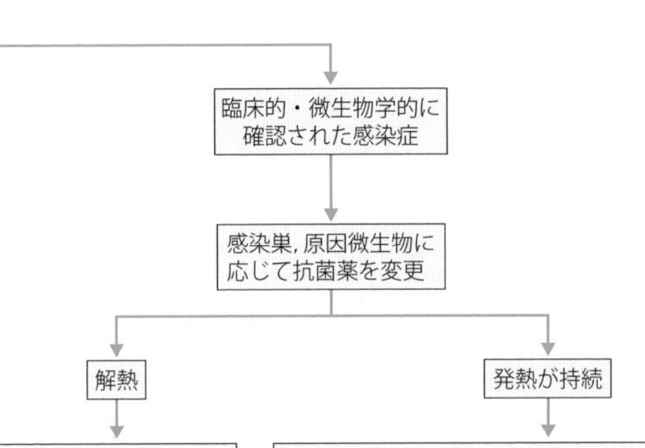

感染巣や原因微生物に応じて適切な期間治療を継続

新たな感染巣，増悪した病変がないか画像検査を行う
増悪した感染部位があれば培養・生検・ドレナージを行って原因微生物を検索する
抗菌薬のスペクトラム・投与量の見直しを行う
経験的な抗真菌薬治療を検討する
血行動態が不安定な場合は広域抗菌薬に変更する

表5 抗菌薬処方例

経静脈薬剤(高リスクに対して)
セフェピム　例)マキシピーム® 2g＋生理食塩液 100mL 8時間毎*
メロペネム　例)メロペン® 1g＋生理食塩液 100mL 8時間毎
タゾバクタム・ピペラシリン 例)ゾシン® 4.5g＋生理食塩液 100mL 6時間毎
経口薬剤(低リスクに対して)
シプロフロキサシン＋クラブラン酸・アモキシシリン 例)シプロキサン® 1200mg (200mg 6錠 分2)*＋オーグメンチン® 1500mg(250mg 6錠 分3)
患者教育 例)内服開始後48時間経過しても解熱しない場合や，発熱以外に何らかの症状が出現した場合は速やかに病院へ連絡し，来院する.
抗菌薬の予防投与
レボフロキサシン　例)クラビット® 500mg(500mg 1錠 分1)*

*本邦で承認されている用法・用量とは異なる

4 FNの予防

- **感染予防策**(★)：手洗いもしくはアルコールによる手指消毒，皮膚，口腔ケアが推奨される．生花などの植物への接触や解体，建設現場に近づくことは避けるべきとされている．食事に関しては，清潔な生の果物や野菜を摂取しても感染による死亡率は変わらないとの報告がある．魚や卵の生食に関しては十分なエビデンスがない．
- **予防接種**(★)：効果や安全性に関する前向きな臨床研究のデータは少ないが，インフルエンザワクチンの接種は基本的に推奨される．肺炎球菌ワクチンについても，定期接種の対象者については推奨される．COVID-19 ワクチンについては，一般集団同様，長期的な安全性など不明な点は残るが，基本的には接種を推奨すべきと考えられる．
- **抗菌薬の予防投与**(★★)：7 日以上持続する高度な好中球減少(100/μL 以下)など，重篤な骨髄抑制が予想されるケースではフルオロキノロンの予防投与(表 5)を行うことで，発熱，死亡，菌血症の頻度を減少させることが知られている．例えば，ドセタキセル，シスプラチン，5-FU の 3 剤併用導入化学療法では，臨床試験(TAX323，324 試験)において抗菌薬の予防投与がルーチンで行われており，参考になる．

5 G-CSF 製剤について(★★)

- **総論**：G-CSF (granulocyte-colony stimulating factor) 製剤の使用に関しても ASCO (2015 年)[4]，癌治療学会などからガイドラインが出されており，これらを参考に使用を検討する．大切なのは，行っている化学療法の目標(根治か緩和か)や，FN のリスクをきちんと把握した上で，G-CSF 製剤投与の目的(予防的投与か治療的投与か)が何かを明確に理解し，本当に必要な際に限り使用することである．現在，頭頸部がん

	レジメン	FN，好中球減少の頻度	備考
緩和的化学療法	CDDP/CBDCA＋5-FU＋ペムブロリズマブ	18%（Grade3 以上の好中球減少の頻度）	KEYNOTE-048 試験結果より
	CDDP/CBDCA＋5-FU＋セツキシマブ療法	5%（FN の頻度）	EXTREME 試験結果より（敗血症の頻度はセツキシマブ併用群でより多い）
	CDDP/CBDCA＋5-FU 療法	5%（FN の頻度）	
	ドセタキセル療法	数 %（FN の頻度）	35mg/m² days 1, 8, and 15 of a 28-day cycle ゲフィチニブ併用に関する第 III 相試験結果より
	パクリタキセル療法	31%（Grade 3 以上の好中球減少の頻度）	100mg/m² days 1, 8, 15, 22, 29, and 36, followed by 2 weeks of rest of a 49-day cycle 国内第 II 相試験結果より
化学放射線療法	CDDP＋RT 療法	4%（“infection” の頻度） 47%（Grade 3 以上の血液毒性の頻度）	RTOG91-11 試験結果より
	CDDP＋RT 療法	42%（Grade 3 以上の白血球減少の頻度）	Intergroup Study（JCO 2003;21:92）試験結果より
	CDDP＋5-FU＋RT 療法	31%（Grade 3 以上の白血球減少の頻度）	
	CDDP＋RT 療法（上咽頭がん）	29%（Grade 3 以上の白血球減少の頻度） 2.6%（“infection” の頻度）	Intergroup 0099 試験結果より
導入化学療法	DTX＋CDDP＋5-FU	77%（Grade 3 以上の白血球減少の頻度） 5.2%（FN の頻度）	TAX323 試験結果より LVFX 予防内服あり
	DTX＋CDDP＋5-FU	83%（Grade 3 以上の白血球減少の頻度） 12%（FN の頻度）	TAX324 試験結果より LVFX 予防内服あり

に対し使用頻度の高いレジメンのFNの頻度を表6にまとめる．また，有害事象の点から，抗がん薬投与中や投与直前，また放射線照射中のG-CSF製剤の投与は避けるべきとされている．投与する際は5μg/kg/day(本邦で承認されている用法・用量とは異なる)を好中球が少なくとも2000〜3000μLまで回復するまで継続する．

- **一次予防的投与**：初回化学療法施行後(24〜72時間後)，好中球が減少する前から投与する方法．FNの頻度が20%以上と推定されるレジメンで推奨される．頭頸部がんに一般的に行われる化学療法で20%以上のリスクが推定されるものは多くはない．また,10〜20%と推定されるレジメンにおいて,65歳以上の高齢者，進行期のがん，抗菌薬の予防投与なし，FNの既往ありなど，高リスクと考えられる症例では一次予防的投与を考慮してもよいとされる．
- **二次予防的投与**：以前のサイクルで高度な好中球減少やFNを経験したため，次サイクル以降，好中球が減少する前に投与する方法．リンパ腫，胚細胞腫瘍など薬物療法で治癒可能な腫瘍以外では推奨されない．一般的にはG-CSF製剤投与よりも抗がん薬の減量やレジメンの再検討を行うべきである．
- **無熱の好中球減少に対する治療的投与**：化学療法施行後，高度な好中球減少を確認してから投与する方法．入院期間や感染の頻度は変わらないとの報告があり,特別なリスクのない,無熱の好中球減少にG-CSFをルーチンに投与すべきではない．
- **FNに対する治療的投与**：FN発症時においても特別なリスクのない場合は，G-CSFのルーチンな投与は不要である．高リスク患者〔10日を超える高度な好中球減少(100/μL以下)高齢者，合併症あり，がんがコントロールされていない，臓器不全あり，敗血症など〕では投与を考慮してもよい．

- **ペグフィルグラスチム**: ペグフィルグラスチムはG-CSF製剤にポリエチレングリコールを結合させた持効型製剤である．悪性リンパ腫や周術期乳がんの化学療法において，一次予防的投与により，高度の好中球減少やFNの頻度を抑制し，本邦でも2014年に承認された．頭頸部がん領域においても，例えば3剤併用導入化学療法にて予防的抗菌薬投与にも関わらずFNを発症した場合などでは，二次予防的投与を検討すべきかもしれない．ただし，投与は化学療法投与後の翌日以降とし，抗がん薬投与開始前14日から投与終了後24時間以内の投与の安全性は確立されていない点や，骨痛などの有害事象が従来型のG-CSFよりも多い点には注意が必要である．

文　献

1) 日本臨床腫瘍学会，編．発熱性好中球減少症(FN)診療ガイドライン改訂第2版．東京: 南江堂; 2017.
2) Klastersky J, Paesmans M, Rubenstein EB, et al. The Multinational Association for Supportive Care in Cancer risk index: A multinational scoring system for identifying low-risk febrile neutropenic cancer patients. J Clin Oncol. 2000; 18: 3038-51.
3) Taplitz RA, Kennedy EB, Bow EJ et al. Outpatient management of fever and neutropenia in adults treated for malignancy: American Society of Clinical Oncology and Infectious Diseases Society of America Clinical Practice Guideline Update. J Clin Oncol. 2018; 36: 1443-53.
4) Smith TJ, Bohlke K, Lyman GH, et al. Recommendations for the Use of WBC Growth Factors: American Society of Clinical Oncology Clinical Practice Guideline Update. J Clin Oncol 2015; 33: 3199-212.

〈尾上琢磨，松本光史〉

2 抗がん薬による嘔気・嘔吐
(chemotherapy induced nausea and vomiting：CINV)

1 CINV の分類

- **急性嘔吐(acute emesis)**：
  - ・抗がん薬投与直後から 24 時間以内に発現.
  - ・主にセロトニンと 5-HT_3 受容体が関与.
- **遅発性嘔吐(delayed emesis)**：
  - ・抗がん薬投与から 24 時間以降に発現.
  - ・2～5 日程度持続.
  - ・主にサブスタンス P と NK_1 受容体が関与.
  - ・急性嘔吐を経験した場合，頻度が高く症状も強く現れる.
- **予期嘔吐 (anticipatory emesis)**：
  - ・精神的な要因が影響.
  - ・前治療で悪心・嘔吐のコントロールが不十分であった場合に発現しやすい.

2 CINV の発症機序[1)]

- **中枢性経路(central pathway)**：抗がん薬による化学的刺激や腸管由来のペプチドが，第四脳室の最後野に存在する化学受容器引き金帯(chemoreceptor trigger zone：CTZ)を直接刺激して延髄外側網様体背側にある嘔吐中枢へ刺激が伝達され，嘔気・嘔吐が発現する.
CTZ には 5-HT_3 受容体，NK_1 受容体，D_2 受容体など様々な内因性神経伝達物質の受容体が存在することが知られている.
- **末梢性経路(peripheral pathway)**：抗がん薬が消化管へ作用することで，腸クロム親和性細胞が刺激され，セロトニン，サブスタンス P など様々なメディエーターが放出される.

これらの刺激が，迷走神経求心路と求心性内臓神経を介して，直接あるいはCTZを介して嘔吐中枢へ刺激が伝達され，嘔気・嘔吐が発現する．

- **上位中枢経路**：前治療で嘔気・嘔吐のコントロールが不十分であった場合には，不安などの精神的要因により大脳皮質から嘔吐中枢へ刺激が加わり，嘔気・嘔吐が発現する．

3 催吐リスク

- **抗がん薬のCINVのリスク分類**：表7を参照．

ガイドライン[2]を参考に頭頸部に発生するがんで使用する可能性のある抗がん薬を抜粋した．

- **患者側のCINVのリスク因子**：表8を参照．

表7 抗がん薬単独でのCINVのリスク分類

リスク分類	注射剤	リスク分類	経口剤
高度催吐性 (＞90%) high emetic risk	シスプラチン ダカルバジン		
中等度催吐性 (30〜90%) moderate emetic risk	カルボプラチン ドキソルビシン イホスファミド トラベクテジン	中・高度催吐性 (≧30%)	レンバチニブ
軽度催吐性 (10〜30%) low emetic risk	フルオロウラシル ドセタキセル パクリタキセル ゲムシタビン エリブリン セツキシマブ	軽・最小催吐性 (＜30%)	ソラフェニブ バンデタニブ ダブラフェニブ トラメチニブ パゾパニブ エヌトレクチニブ ラロトレクチニブ
最小度催吐性 (＜10%) minimal emetic risk	ニボルマブ ペムブロリズマブ イピリムマブ トラスツズマブ		

表 8 患者側の CINV のリスク因子

リスク因子
・女性 ・若年者(50 歳未満) ・アルコール常用なし ・乗り物酔い ・妊娠悪阻 ・副作用への不安 ・前治療で嘔気・嘔吐の既往がある

4 制吐薬の予防的投与と追加投与

- **制吐薬の予防的投与(催吐リスク別)**: 表 9 を参照.
- 高度催吐性リスクのある場合は NK_1 受容体拮抗薬, $5\text{-}HT_3$ 受容体拮抗薬, デキサメタゾン, オランザピンの 4 剤併用療法が推奨される.
- 中等度催吐性リスクがある場合は $5\text{-}HT_3$ 受容体拮抗薬とデキサメタゾンの 2 剤併用療法を行うが, カルボプラチン AUC 4 以上の場合に限っては, NK_1 受容体拮抗薬も含めた 3 剤併用療法が推奨される.
- 軽度催吐性リスクのある場合は, デキサメタゾン単回投与または $5\text{-}HT_3$ 受容体拮抗薬の単回投与が推奨される.
- **NK_1 受容体拮抗薬**: 中枢性の嘔吐反射にかかわる NK_1 受容体をブロックすることで制吐作用を発揮し, 急性嘔吐だけでなく, 24 時間以降に発生する遅発性嘔吐にも有効である.
- **$5\text{-}HT_3$ 受容体拮抗薬**: 求心性の迷走神経および中枢神経系に存在する $5\text{-}HT_3$ 受容体をブロックし, 主に急性嘔吐に効果を示すが, パロノセトロンは遅発性嘔吐にも有効である. 便秘に注意が必要である.
- **副腎皮質ステロイド**: 悪心・嘔吐に対する作用機序の詳細は不明な点も多いが, 抗がん薬の制吐剤としての効果は, ランダム化比較試験で証明されている. 糖尿病患者では高血糖に

表9 制吐剤の予防的投与例(催吐リスク別)

リスク分類	種類	薬品名	Day 1	Day 2	Day 3	Day 4
高度催吐性	NK_1受容体拮抗薬	アプレピタント	125mg	80mg	80mg	
	$5\text{-}HT_3$受容体拮抗薬	パロノセトロン	0.75mg			
	副腎皮質ステロイド	デキサメタゾン	9.9mg	6.6mg	6.6mg	6.6mg
	非定型抗精神病薬	オランザピン	5mg	5mg	5mg	5mg
	NK_1受容体拮抗薬	フォスアプレピタント	150mg			
	$5\text{-}HT_3$受容体拮抗薬	パロノセトロン	0.75mg			
	副腎皮質ステロイド	デキサメタゾン	9.9mg	6.6mg	6.6mg	6.6mg
	非定型抗精神病薬	オランザピン	5mg	5mg	5mg	5mg
中等度催吐性	$5\text{-}HT_3$受容体拮抗薬	パロノセトロン	0.75mg			
	副腎皮質ステロイド	デキサメタゾン	6.6mg			
中等度催吐性 CBDCA AUC≧4	NK_1受容体拮抗薬	アプレピタント	125mg	80mg	80mg	
	$5\text{-}HT_3$受容体拮抗薬	パロノセトロン	0.75mg			
	副腎皮質ステロイド	デキサメタゾン	9.9mg			
軽度催吐性	副腎皮質ステロイド	デキサメタゾン	6.6mg			
最小度催吐性	予防投与は必須ではない					

注意が必要である.

- **オランザピン**[3, 4]: 複数のレセプターに対する作用を有し, D_2受容体および$5\text{-}HT_3$受容体への作用も有する. 錐体外路症状の副作用が少なく，食欲増進作用も有する．第III相ランダム化比較試験でプラセボと比較して，悪心を認めなかった患者の割合は有意に高く，1回10mgに対する1回5mgの非劣性が示されている．また，高血糖が現れることがあり，糖尿病性昏睡や糖尿病性ケトアシドーシスに至った例が報告されているため糖尿病患者には禁忌であり注意が必要である．

- **制吐薬の追加投与**：表10を参照．

オランザピンが予防的に投与されていなかった場合は，オランザピンを投与することが推奨される．

すでにオランザピンが投与されている場合は，異なるクラスの薬剤（NK_1受容体拮抗薬，ロラゼパム，アルプラゾラム，D_2受容体拮抗薬）を投与してもよい．

- **ベンゾジアゼピン系抗不安薬**：精神的な要因（副作用への不安など）によるCINVに適している．

表10 制吐薬の追加投与

種類	薬品名（商品名）	剤形	用法・容量
非定型抗精神病薬	オランザピン（ジプレキサ®）	錠剤	1回5mg，内服
ベンゾジアゼピン系抗不安薬	ロラゼパム（ワイパックス®）	錠剤	1回0.5mg，内服（治療前夜より使用可）
	アルプラゾラム（ソラナックス®）	錠剤	1回0.4mg，内服（治療前夜より使用可）
ドパミン受容体拮抗薬（D_2受容体拮抗薬）	ドンペリドン（ナウゼリン®）	錠剤	1回10mg，内服
	メトクロプラミド（プリンペラン®）	錠剤	1回10mg，内服
		注射剤	1回10mg，静注
定型抗精神病薬	プロクロルペラジン（ノバミン®）	錠剤	1回5mg，内服
	ハロペリドール（セレネース®）	注射剤	生理食塩液100mL＋セレネース® 2.5-5mg点滴静注

- **ドパミン受容体拮抗薬**: D_2受容体をブロックし制吐作用を発揮するが，長期の使用では錐体外路症状に注意する必要がある．
- **定型抗精神病薬**: CTZに存在するD_2受容体に作用することで制吐作用を発揮するが，錐体外路症状に注意する必要がある．

III

文　献

1) Hesketh PJ. Chemotherapy-induced nausea and vomiting. N Engl J Med. 2008; 358: 2482-94.
2) Dusetzina SB, Eng C, Feyer PC, et al. Antiemetics: ASCO guideline update. J Clin Oncol. 2020; 38: 2782-97.
3) Navari RM, Qin R, Ruddy KJ, et al. Olanzapine for the prevention of chemotherapy-induced nausea and vomiting. N Engl J Med. 2016; 375: 134-42.
4) Hashimoto H, Abe M, Tokuyama O, et al. Olanzapine 5 mg plus standard antiemetic therapy for the prevention of chemotherapy-induced nausea and vomiting (J-FORCE): a multicentre, randomised, double-blind, placebo-controlled, phase 3 trial. Lancet Oncol. 2020; 21: 242-9.

〈長谷善明，清田尚臣〉

3 腎障害(シスプラチンの減量規準を含む)

1 腎障害の原因

- **腎前性**: 経口摂取不良や低栄養(顕著な腹水や浮腫などを伴う)に伴う血管内脱水などに起因する.
- **腎性**: 薬剤性(白金製剤, NSAIDs, アミノグリコシド系抗菌薬, 利尿薬, 造影剤など), 腎疾患(腎硬化症, 慢性腎炎, 糖尿病性腎症など)などに起因する.
- **腎後性**: 尿管閉塞などに起因する.

可逆性の腎障害に対しては病態に応じた適切な対応が必要である.

2 シスプラチンによる腎障害の予防

白金製剤の中でも, 特にシスプラチンの腎毒性が臨床的に最も問題となる. シスプラチンの腎毒性は近位尿細管障害が主因とされており, 1回投与量と総投与量に依存する. 大量の輸液により尿中排泄を促し, 尿中濃度を希釈することによって, 腎障害を軽減できるとされており[1], 投与当日は1日3000mL以上の尿量を確保することが望ましい. また, シスプラチン投与患者を対象としたマグネシウム投与群とマグネシウム非投与群を比較するランダム化試験の結果, マグネシウム投与群で有意に腎障害が軽減したと報告されている[2]. マンニトールやフロセミドなどの利尿薬による腎障害の予防効果は証明されていないが, 尿量を確保するために用いられることが多い.

- **添付文書に記載されている補液**:
  1. 投与前, 1000～2000mL の適当な輸液を4時間以上かけて投与する.
  2. 投与時, 投与量に応じて500～1000mL の生理食塩液に混和し, 2時間以上かけて点滴静注する.

3. 投与終了後，1000〜2000mL の適当な輸液を 4 時間以上かけて投与する.
4. 投与中は，尿量確保に注意し，必要に応じてマンニトールおよびフロセミドなどの利尿薬を投与する.

3 腎障害時の抗がん薬の用量調整

腎排泄型の抗がん薬は腎障害時に排泄が遅延し，副反応が増強するため，腎障害の程度に応じた用量調整が必要となる[3,4]. 頭頸部がん領域で使用される抗がん薬の中で用量調整が必要となる薬剤としては，白金製剤(シスプラチン，ネダプラチン，カルボプラチン)，TS-1 などがある．カルボプラチンはほとんどが糸球体濾過によって尿中に排泄され，尿細管での分泌や再吸収は行われない．また，DLT である血小板減少と AUC が相関するため，糸球体濾過率(glomerular filtration rate: GFR)に応じた用量調整が可能である. クリアランス＝GFR＋25(mL/min)であり，目標とする AUC を得るための投与量＝AUC×(GFR＋25)と計算できる(Calvert の式)．一般的には GFR は 24 時間蓄尿もしくは Cockcroft-Gault 式で算出されるクレアチニンクリアランスで代用される(☞ p.7)．また，このクレアチニンクリアランスは，体表面積補正を行わないで用いる．クレアチニンは尿細管分泌もされるため，実際にはクレアチニンクリアランスは GFR よりも大きな値となることがある．したがって，クレアチニンクリアランスで代用する場合，過剰投与を避けるために最大 GFR を 125mL/min で上限設定することを推奨する場合もある．一方，シスプラチンやネダプラチンはいずれも尿排泄型の薬剤であるが，尿細管による分泌や再吸収があり，クリアランスは糸球体濾過率と相関しない．したがって，腎障害時の用量調整についての明確な規準がなく，報告によっても規準が異なっている．TS-1 に関しては，DPD 阻害剤として配合されているギメラシルが腎排泄であるため，腎障害による排泄遅延によって5-FUの代謝が遅延し毒性が増強するとされている．モノクローナル抗体薬は蛋白分解異化や細胞内分解により代謝されるため，通常は腎機能や肝機能による用量調整は不要とされている[4,5]．

4 腎障害に対する用量調整の例

以下の投与規準はあくまでも目安であり，適切にモニタリングするなど症例に応じた慎重な対応が必要である．

薬品名	クレアチニンクリアランス（mL/min）毎の投与量（%）			
	≧60	50～60	40～50	＜40
シスプラチン	100	80	60	中止
ネダプラチン	シスプラチンの基準に準じた投与			
カルボプラチン	Calvertの式で調節			
パクリタキセル	100	100	100	100
ドセタキセル	100	100	100	100
5-FU	100	100	100	100
セツキシマブ⇒	用量調整不要			
ニボルマブ⇒	用量調整不要			
ペムブロリズマブ⇒	用量調整不要			
	クレアチニンクリアランス（mL/min）毎の投与量（%）			
	≧80	60≦ ＜80	30≦ ＜60	＜30
TS-1	100	1段階減量	1段階以上減量	中止

文　献

1) Blachley JD, Hill JB. Renal and electrolyte disturbances associated with clsplatin. Ann Intern Med. 1981; 95: 628-32.
2) Bodner L, Wcislo G, Gasowska-Bodnar A, et al. Renal protection with magnesium subcarbonate and magnesium sulphate in patients with epithelial ovarian cancer after cisplatin and paclitaxel chemotherapy: a randomised phase II study. Eur J Cancer. 2008; 44; 2608-14.
3) Kintzel PE, Dorr RT. Anticancer drug renal toxicity and elimination: dosing guidelines for altered renal function. Cancer Treat Rev. 1995; 21: 33-64.
4) Krens SD, Lassche G, Jansman FGA, et al. Dose recommendations for

anticancer drugs in patients with renal or hepatic impairment. Lancet Oncol. 2019; 20: e200-7.

5) Hendrayana T, Wilmer A, Kurth V, et al. Anticancer dose adjustment for patients with renal and hepatic dysfunction: from scientific evidence to clinical application. Sci Pharm. 2017; 85: 8.

〈門脇重憲〉

4 電解質異常

a）低 Na 血症[1,2]

1 定 義

血清 Na 濃度(s[Na])<135mEq/L

2 症 状

中枢神経症状(頭痛，悪心，筋痙攣，昏睡，失見当識，腱反射減弱など)

リスク因子

- 抗がん薬
  - シクロホスファミド
  - ビンクリスチン
  - ビンブラスチン
  - シスプラチン
  - メルファラン
- 免疫賦活剤
  - インターフェロン
  - インターロイキン -2
  - レバミゾール
- その他
  - 分子標的薬，補液，鎮痛薬，疼痛，嘔吐，ストレスなど

3 鑑 別(図 4)

①血漿浸透圧(Posm)の測定：浸透活性物質の有無.

※低張性≒「真の低 Na 血症」

$$\text{血漿浸透圧 (mOsm/L)} \fallingdotseq 2\times\frac{[\text{全 Na量}+\text{全 K量}]}{\text{総体液量(TBW)}} \fallingdotseq 2\times s[\text{Na}]$$

(参考：血糖 440mg/dL 未満では＋100mg/dL 毎に sNa 1.6mEq/L 低下する)

②尿浸透圧(Uosm)の測定：尿濃縮・尿 Na 排泄評価.

JCOPY 498-02288

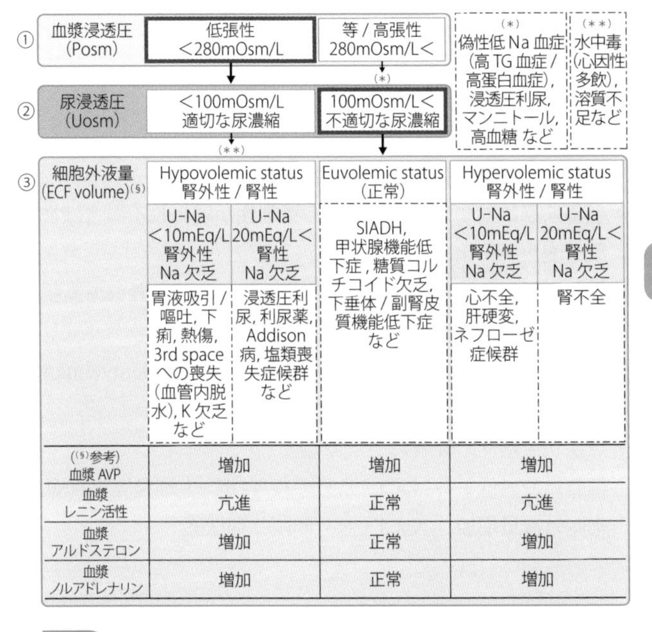

図4 **鑑別診断**

③**細胞外液量の評価**: 過多/過少を除外し正常な場合へと進み, 各ホルモン値などで原因を特定する(参考: 身体所見, 血液生化学[BUN, UA, sNa, 尿Na濃度(U-Na)], 下大静脈径の測定).

- **SIADH**: がん患者で最多(頭頸部がんの3%未満).
- **中枢性/腎性塩類喪失症候群**(cerebral/renal salt wasting syndrome: C/R SWS): 不適切に腎でNa利尿が起こる病態. RSWSはCDDP投与例の10%未満, 投与後12時間〜1カ月後に合併する. SIADH類似の検査値を示すが細胞外液量は減少する.
- 低Na血症の原因の一つとして, 特に免疫チェックポイント阻害薬投与例では免疫関連有害事象(immune-related adverse

events: irAEs)としての副腎皮質機能低下症も考慮する必要がある.

4 治　療(図5)(★★)

- 低Na血症は様々ながん腫で予後不良と相関.
- 基礎疾患に対する治療に加え，薬剤性が疑われる場合は被疑薬を変更・中止.
- 中枢神経系症状を伴う場合，速やかな治療が必要(3％高張食塩水点滴静注など).

※慢性の経過では浸透圧性脱髄症候群(osomotic demyelination syndrome: ODS)を起こさぬよう緩徐に補正.

- 無症状・慢性の経過:
  細胞外液量低下→ NaCl・水分の投与(例: 生理食塩水点滴)
  細胞外液量増加→ NaCl・水分制限，利尿薬

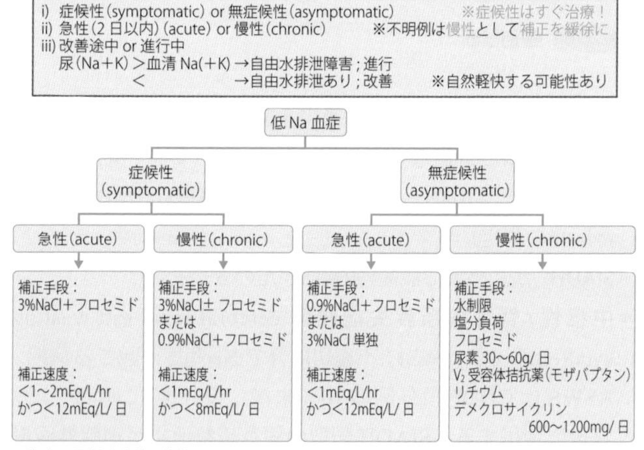

図5 低Na血症治療のポイントとアルゴリズム
(深川雅史，吉田裕明，安田　隆．レジデントのための腎疾患診療マニュアル．東京: 医学書院; 2012，p.97[3]より改変)

JCOPY 498-02288

細胞外液量正常→経口・経静脈での食塩投与±利尿薬投与，水制限（SIADH の場合：ただし脱水に注意）

- 異所性 ADH 産生腫瘍に伴う場合：モサバプタン（V_2 受容体拮抗薬）も保険適用あり．ただし血中 Na 濃度の急激な上昇に注意．

参考

・総体液量（TBW）：成人男性　体重［kg］×0.6L
　　　　　　　　　　成人女性　体重［kg］×0.5L
・Na：原子価 1，23mg/mEq
・Na 欠乏量［mEq］＝体重［kg］×0.6×（140－測定 s［Na］）
・補正予測式：ある輸液 1L 投与後の s［Na］変化は
　Δ［Na］＝{輸液中（［Na］＋［K］）－血漿［Na］} /（TBW＋1）
　1 日の水制限必要量＝{体重［kg］×10［mOsm］}/ Uosm
　3% NaCl ≒ 0.9% NaCl ＋ 10% NaCl 20mL×5A

b）低 Mg 血症

1 定　義

血清 Mg 濃度（s［Mg］）＜1.4mEq/L（1.68mg/dL）

CDDP や抗 EGFR 抗体に特徴的な副作用の 1 つ．

抗 EGFR 抗体により腎尿細管の Mg チャネル TRPM6 の活性化が阻害され Mg 再吸収低下．合併率は 17％（うち重度 3.5％）[4]．Cmab 投与中の頭頸部扁平上皮がんにおける合併率は 50.4％（Grade 3/4 0.8％）[5]．

2 Mg の生理

- 骨・細胞内に多く分布：血清 / 細胞外液に存在するのは約 1％のみ〔注：Mg 濃度（s［Mg］）は必ずしも体内の総 Mg プー

ルを反映しない〕.

- 平均経口摂取量は 360mg/日，うち約 1/3 が消化管で吸収.
- 糸球体で血漿 Mg 中の 80％濾過，その後近位尿細管(15～25％)，ヘンレループ上行脚(60～70％)，遠位尿細管(5～10％)が再吸収される.
- 消化管へも 60mg 程度分泌.

3 症　状

- 神経筋症状：テタニー，振戦，痙攣，脱力，せん妄，昏睡など.
- 消化器症状：悪心・嘔吐，便秘.
- 循環器症状：頻脈，不整脈　致死的不整脈(Torsades de pointes など).
- 電解質異常：低 Ca 血症，低 K 血症

4 鑑　別

主な原因は①消化管(喪失・摂取量低下)および②腎性喪失. FE_{Mg} が参考所見となる：$FE_{Mg} = \{(U[Mg] \times s[Cr])/(0.7 \times s[Mg] \times u[Cr])\} \times 100(\%)$

- $FE_{Mg} \geqq 2\%$：腎からの過剰喪失〔薬剤(利尿薬，CDDP，EGFR 阻害薬，アミノ配糖体抗菌薬など)，糖尿病，高 Ca 血症，原発性アルドステロン症など〕.
- $FE_{Mg} < 2\%$：摂取不足(低栄養，慢性アルコール中毒)，腸管からの喪失(嘔吐・下痢，PPI，脂肪便など).

※検査では，血液生化学で Mg 以外の電解質異常や心電図で不整脈の有無をみることが大切.

5 治　療

- 軽度または慢性：

  Mg 製剤内服(硫酸 Mg 3～6g 分 3 など)

※下痢による内服困難に注意．状況に応じて点滴投与も考慮.

- 重度または有症状：

  硫酸 Mg（1A あたり 20mEq）点滴投与.

  ≧1.2mg/dL：

  硫酸 Mg 1A＋生食 100mL 30〜60 分 or 2A＋生食 250 mL 2 時間以上かけて.

  ＜1.2mg/dL：硫酸 Mg 3A＋生食 500mL 3 時間以上かけて.

文　献

＜低 Na 血症＞

1）Castillo JJ, Vincent M, Justice E. Diagnosis and management of hyponatremia in cancer patients. Oncologist. 2012; 17: 756-65.

2）Adrogue HJ, Madias NE. Hyponatremia. N Engl J Med. 2000; 342: 1581-9.

3）深川雅史，吉田裕明，安田　隆．レジデントのための腎疾患診療マニュアル 第 2 版．東京：医学書院：2012.p97.

＜低 Mg 血症＞

4）Abbas A, Mizra MM, Ganti AK, et al. Renal toxicities of target therapies. Targ Oncol. 2015; 10: 487-99.

5）Enokida T, Suzuki S, Wakasugi T, et al. Incidence and risk factors of hypomagnesemia in head and neck cancer patients treated with cetuximab. Front Oncol. 2016.

〈藤澤孝夫，田原　信〉

5 末梢神経障害，聴力障害

a）抗がん薬による末梢神経障害

1 原因となる抗がん薬

抗がん薬による末梢神経障害(chemotherapy-induced peripheral neuropathy: CIPN)は一般的な副作用であり，白金製剤，タキサン系抗がん薬を含む多くの薬剤で引き起こされる．頭頸部がんの治療で使用されるのは，白金製剤であるシスプラチンとカルボプラチン，タキサン系抗がん薬であるパクリタキセルとドセタキセルである．

2 症状と経過

典型的にはCIPNによって引き起こされる症状は四肢末梢に左右対称性に生じ，いわゆる“手袋－靴下型”の分布をとる．感覚神経優位に生じることが多く，知覚低下や疼痛，異常知覚といった症状で発症する．タキサン系抗がん薬では運動神経にも生じることがあり，両下肢の軽度の筋力低下などを呈する．白金製剤によるCIPNは減量中止後も増悪遷延することがある(Coasting現象)が，タキサン系抗がん薬によるCIPNは，投与終了により半年から年単位で徐々に回復する．

3 発症機序

白金製剤では，脊髄後根神経節細胞のニューロンやミトコンドリアのDNA障害が原因とされる．タキサン系抗がん薬では，神経細胞内の微小管障害，神経鞘のミトコンドリア障害，神経末端細胞のDNA障害などが考えられている．

4 発症リスク

CIPN 全体としては，①神経障害の既往歴，② 1 回投与量や累積投与量，③投与間隔，④別の神経障害性抗がん薬の併用，などである．

中等度以上の CIPN が発症する用量として，シスプラチンの場合は，累積投与量が 300mg/m^2 前後で生じ始め，500mg/m^2 を超えると 70%が発症する．カルボプラチンによる CIPN は，頭頸部がんで使用される用量では生じることは少ない．パクリタキセルによる CIPN は累積投与量が 700mg/m^2 前後で発症がみられ，3 週毎投与よりも毎週投与のレジメンで生じやすい．ドセタキセルによる CIPN は累積投与量が 400mg/m^2 前後で生じるが，症状の自覚は，75mg/m^2/ 回の用量において 2〜4 サイクル頃に出現する(表 11)．

表 11 各薬剤における症状と特徴(文献[1,2]より作成)

薬剤名	急性神経症状	神経障害のタイプ	その他	発症しうる用量
シスプラチン	–	感覚神経障害後根神経節障害；失調	休止後増悪(“Coasting”現象) 聴力低下，耳鳴，味覚障害，レルミット徴候	300〜500mg/m^2
カルボプラチン	–	感覚神経障害	–	通常の投与量では稀
ドセタキセル	–	感覚神経障害	視神経症(稀)	400mg/m^2
パクリタキセル	筋痛症	感覚神経障害	–	700mg/m^2

5 予防

CIPN の予防に関しては，これまで様々な薬剤や手法の検討がされている．しかし，現状では確立された予防法はない．また，米国臨床腫瘍学会(ASCO)ガイドラインでは多くの予防法が推奨されていない[3]．

6 治療

CIPNの治療に関しても予防と同様，これまで様々な検討がされているが，現状では確立した治療法がない[3]．そのため，メリットとデメリットを考慮して，原因となっている抗がん薬を減量中止するか，神経毒性の少ない抗がん薬への変更が最も有効な治療手段である．

薬物治療としては，神経障害で疼痛の治療に準じた治療が経験的に行われている．本邦では大きく分けて，

①抗うつ薬〔特にセロトニン・ノルアドレナリン再取り込み阻害薬(SNRI)〕

②抗けいれん薬

③アセトアミノフェン，非ステロイド性抗炎症薬(NSAIDs)，医療用麻薬などの鎮痛薬

の3つが使用されている．しかし，どの薬剤も十分なエビデンスがあるとはいえないため，実際に使用するには適切な説明を患者に行った上で使用する必要がある．

①抗うつ薬：ASCOのCIPNガイドラインではCIPNの予防と治療に関しての臨床試験が系統的にレビューされており，その中で唯一デュロキセチンは中程度の推奨で「使用してもよい」とされている[3]．デュロキセキンは，タキサン系抗がん薬または白金製剤で生じたCIPN患者を対象とするランダム化比較試験において，プラセボやベンラファキシン(SNRI)と比較して疼痛とQOLスコアの有意な改善効果を示した[4]．

②抗けいれん薬：ガバペンチンやプレガバリンが多く検討されている．しかし，共にCIPN患者を対象とするランダム化試験において，プラセボと比較して症状やQOLの改善効果を示せ

JCOPY 498-02288

ておらず，現状では推奨されていない[3]．

③鎮痛薬：疼痛を主症状とするCIPN例では，アセトアミノフェンやNSAIDs，医療用麻薬などの鎮痛薬を単独もしくは併用で使用することで部分的に改善する可能性があり，使用を考慮する[5]．

b）抗がん薬による聴力障害

1 原因となる抗がん薬

抗がん薬による聴力障害は白金製剤によって引き起こされる．頭頸部がんの治療で使用されるのはシスプラチンとカルボプラチンであるが，その中でシスプラチンの頻度が高い．

2 症状と経過

シスプラチンによる聴力障害は用量依存性であり，高音域(>4000Hz)の感音難聴から始まる．両側性に発症し，しばしば耳鳴りやめまいを伴うことがある．いったん発症すると不可逆性であり，聴力障害発症後も投与を継続すると，高音域から徐々に低音域にも拡大していく．

3 発症機序

白金製剤による聴力障害は，内耳内に発生した活性酸素による内耳の有毛細胞やコルチ器血管条，らせん神経節細胞に対する障害などが示唆されている．有毛細胞に対する傷害は両側性かつ用量依存性に起こり，一度傷害された有毛細胞は再生することはない．白金製剤による内耳障害は，蝸牛底部から徐々に蝸牛頂へと拡大するため，薬剤の投与が続くと，難聴も高音域から低音域へ徐々に拡大していく(図6[6])．

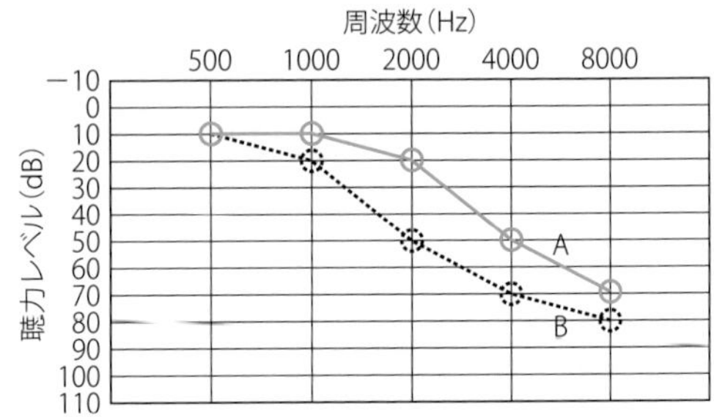

—— A: シスプラチンによる聴力障害が初めて出現した場合
······ B: シスプラチンによる聴力障害が出現後にも投与を継続した場合

図6 シスプラチンによる聴力障害の投与回数別の聴力レベルの推移

(A) 聴力障害は初めは高音域に限局している.

(B) 聴力障害出現後も投与を継続すると徐々に低音域にも難聴が出現する.

(Landier W. Cancer. 2016; 122: 1647–58[4]の Fig 4 より)

4 発症リスク

抗がん薬による聴力障害全体としては,

①年齢: 小児(特に 5 歳以下)または高齢者

②頭部への放射線照射

③中枢神経浸潤を伴う腫瘍

などがリスクとして知られている. シスプラチンによる聴力障害は, 累積投与量が 200mg/m^2 前後で発症がみられ始め, 400mg/m^2 以上で有意に増加するとされている. また, 1 回投与量や併用薬剤にも依存[6]するとされている. 放射線治療との併用については, 放射線療法単独群と化学放射線療法群における聴力障害の発症割合に関しての臨床試験を系統的にレビューした報告で, 化学放射線療法群で有意に聴力障害の発症が多かったとされている[7]. また, 遺伝的背景が聴力障害の発症に影響していることが知られており今後さらなる検討が待たれる[8].

5 予防

小児の肝芽腫ではチオ硫酸ナトリウムの併用が，シスプラチンの聴器毒性予防に有効であることが示されている[9]ものの，頭頸部領域や成人では抗がん薬による聴力障害の予防に関しては確立された方法はないのが現状である[4, 10]．いったん発症した聴力障害を改善することは難しく，さらに増悪することを予防するために早期発見が重要となる．早期発見のための評価法に関しても様々な手法が検討されているが，一般化された方法はないのが現状である[11]．

6 治療

予防と同様，現状で確立された治療法はない．CIPN と同様にメリットとデメリットのバランスを考慮して，原因となっている抗がん薬を適切に減量・中止するか聴器毒性の少ない抗がん薬に変更することが有効な手段である．また，補聴器などの聴覚補償機器を用いることも有効な手段である．

文　献

1) Staff NP, Grisold A, Grisold W, et al. Chemotherapy-induced peripheral neuropathy: A current review. Ann Neurol. 2017; 81: 772-81.
2) Ibrahim EY, Ehrlich BE. Prevention of chemotherapy-induced peripheral neuropathy: A review of recent findings. Crit Rev Oncol Hematol. 2020; 145: 102831.
3) Loprinzi CL, Lacchetti C, Bleeker J, et al. Prevention and management of chemotherapy-induced peripheral neuropathy in survivors of adult cancers: ASCO guideline update. J Clin Oncol. 2020; 38: 3325-48.
4) Farshchian N, Alavi A, Heydarheydari S, et al. Comparative study of the effects of venlafaxine and duloxetine on chemotherapy-induced peripheral neuropathy. Cancer Chemother Pharmacol. 2018; 82: 787-93.
5) Hou S, Huh B, Kim HK, et al. Treatment of chemotherapy-induced peripheral neuropathy: systematic review and recommendations. Pain Physician. 2018; 21: 571-92.

6) Landier W. Ototoxicity and cancer therapy. Cancer. 2016; 122: 1647-58.
7) Theunissen EA, Bosma SC, Zuur CL, et al. Sensorineural hearing loss in patients with head and neck cancer after chemoradiotherapy and radiotherapy: a systematic review of the literature. Head Neck. 2015; 37: 281-92.
8) Tserga E, Nandwani T, Edvall NK, et al. The genetic vulnerability to cisplatin ototoxicity: a systematic review. Sci Rep. 2019; 9: 3455.
9) Brock PR, Maibach R, Childs M, et al. Sodium thiosulfate for protection from cisplatin-induced hearing loss. N Engl J Med. 2018; 378: 2376-85.
10) Freyer DR, Brock PR, Chang KW, et al. Prevention of cisplatin-induced ototoxicity in children and adolescents with cancer: a clinical practice guideline. Lancet Child Adolesc Health. 2020; 4: 141-50.
11) Brock PR, Knight KR, Freyer DR, et al. Platinum-induced ototoxicity in children: a consensus review on mechanisms, predisposition, and protection, including a new International Society of Pediatric Oncology Boston ototoxicity scale. J Clin Oncol. 2012; 30: 2408-17.

〈小山泰司，清田尚臣〉

6 EGFR阻害薬による皮膚反応・マネージメント

1 はじめに

局所進行頭頸部がんならびに再発転移頭頸部がんで使用できる，唯一の分子標的薬としてEGFR阻害薬であるセツキシマブがある．セツキシマブでは高頻度に皮膚症状が出現するが，皮膚症状発現と治療効果の相関が報告されている[1,2]ことより，皮膚症状をいかにコントロールし，治療中断することなく継続できるかが重要となる．さらに頭頸部がんでは，放射線療法や化学療法との併用での使用が推奨されているため，併用治療により高度の皮膚障害が生じやすい．本稿では，セツキシマブによる皮膚症状の管理および併用化学療法，放射線治療での副作用，対処法について紹介する．

2 EGFR阻害薬による皮膚障害

頭頸部がんでは，ほとんどがEGFRの過剰発現しており，EGFR阻害薬薬であるセツキシマブは頭頸部がん一般に適応となっている．EGFR阻害薬はEGFRからのシグナルを阻害することによる抗腫瘍効果を期待した薬剤であるが，正常皮膚でもEGFRが常に発現している細胞があるため，これらにも分化障害が生じ様々な皮膚障害が引き起こされる．EGFRが発現している表皮構成成分は，表皮基底細胞，脂腺細胞，外毛根鞘細胞，平滑筋細胞，エクリン汗腺真皮内導管があり，障害を受けることにより痤瘡様皮疹，脂漏性皮膚炎様皮疹，皮膚乾燥，瘙痒症，爪囲炎，縮毛など毛髪異常が生じる．これら皮膚障害は総称してrashとよばれる．

3 発症時期

発症時期や経過には特徴があり，薬剤開始後約1週間の早期に痤瘡様皮疹，脂漏性皮膚炎様が出現，5・6 週後には軽快してくる．乾皮症，爪囲炎は開始後 1 カ月程度経過して出現，長期にわたり持続する．毛髪の変化も 2,3 カ月後と遅発性である[3)].

4 皮膚障害（rash）の特徴

● 痤瘡様皮疹

顔面・前胸部に好発するが，頭皮，四肢などほぼ全身に認める．通常の痤瘡と比較し，個疹が大きめで炎症が強く，疼痛，灼熱感を伴う．無菌性とされているが，セツキシマブ長期投与例では細菌感染を併発しやすい．

痤瘡様皮疹は腋窩，肩，膝窩など擦れる部位にも生じやすく，このような部位では痤瘡様皮疹からの潰瘍化もみられる．間擦部主体に，仙窟性の円形の潰瘍を呈することが多い．

● 脂漏性皮膚炎様皮疹

痤瘡様皮疹と混在することが多い．頭皮や眉毛部，眉間部，鼻尖部，口囲などの脂漏部位に皮疹を認める．皮疹の特徴として脂漏性皮黄色の痂疲の固着する紅斑，丘疹で，浸出液を伴い，細菌感染を伴うこともある．

● 皮膚乾燥

皮膚は菲薄化，粗造化がみられる．高度になると，表面に魚鱗癬様の落屑が付着し，ヒリヒリなどの刺激感が強くなる．手足では亀裂を生じ，痛みにより QOL が低下する．バリア機能が低下しており湿疹病変を形成しやすい．

● 爪囲炎

多発することが多く，長期にわたり繰り返す．薬剤による爪母細胞の角化障害のため，爪甲は薄くなり軟化し割れやすく，変形する．爪郭部に不良肉芽を伴うことが多く，疼痛のため QOL を著しく下げる原因となる．

パクリタキセルによる化学療法併用の場合は，爪甲剥離も生じる．これはパクリタキセルにより爪床，爪母の障害や，血管変性，神経障害が生じ，出血性爪甲剥離が起こるためとされている[4]．浮腫性の紅斑を認める時期では浸出液を伴い爪甲下で細菌感染しやすい．緑膿菌の感染では黒色爪甲を認める．

セツキシマブ併用放射線皮膚炎

放射線照射による皮膚乾燥，菲薄化に加え，セツキシマブによる皮膚バリア機能の低下，皮膚乾燥，皮膚脆弱化，被刺激性亢進があり，シスプラチン併用放射線療法と比較すると皮膚炎の臨床像が高度である．また，痂疲化傾向が強く，容易に出血し血痂が付着しやすい．

5 治療法

本邦で推奨されている治療指針[5]が提示されており，これに沿って行う(表12)．いずれの皮膚症状も予防として保湿剤を外用し，grade が進んだ場合は，ステロイド外用剤やテトラサイクリンの内服などを組み合わせて行う．しかし，皮膚症状は症例によっては数カ月以上続くことがあるため，長期のステロイド外用では副作用，例えば酒皶様皮膚炎，ステロイド痤瘡などの併発に留意する必要がある．ステロイド長期使用を防ぐために，保険適用外ではあるが痤瘡様皮疹に対し尋常性痤瘡の治療薬であるアダパレンゲルが使用されることもある．機序としては，①面皰形成の抑制，②抗炎症作用，③ amphigregulin や HB-EGF (heparin-binding EGF-like growth factor)などの内因性 EGF を増加させ EGFR 阻害薬の作用を軽減させている可能性[6]などが推測されている．それぞれの皮膚症状の対処法につき示す．

痤瘡様皮疹・脂漏性皮膚炎様皮疹

痤瘡様皮疹や脂漏性皮膚炎様皮疹は比較的早期に治まるとされているが再燃する場合もある．治療ポイントは，皮疹好発時期とされる2カ月以内の早期の場合，顔面では strong クラスのステロイドを，体幹四肢では very strong クラスのステロイ

表12 EGFR阻害薬による皮膚症状のGrade別治療法

	Grade 1（軽症）	Grade 2（中等症）以上
痤瘡様皮疹	ステロイド外用剤 顔：medium or strong その他部位：strong	ステロイド外用剤 顔：strong その他部位：very strong ＋ミノサイクリン内服 ★症状が高度，難治の際考慮 ステロイド内服（PSL 10mg 1週間）
脂漏性皮膚炎様皮疹	保湿剤，非ステロイド系 消炎剤・鎮痛剤外用剤	ステロイド外用剤 頭：very strong 顔：strong ±ビタミン剤，抗真菌剤の内服
皮膚乾燥	保湿剤	Strong以上のステロイド外用剤 亀裂部はstrongestのステロイド外用
爪囲炎	洗浄，ガーゼ保護， テーピング	ステロイド外用剤（very strong以上） ＋テーピング，ミノサクリン内服，フェノール法，液体窒素療法，部分抜爪／人工爪など

ドを炎症が治まるまで2週間程度使用，治まったらステロイドのランクを下げ，保湿剤に切り替えていく．ミノサイクリンの内服を好発時期2カ月は継続し，その後はミノサイクリンによる色素沈着などの副作用に注意しつつ，適宜中止，継続を選択する．セツキシマブの長期治療例では感染を併発しやすくなる．ステロイド外用に難治の場合は抗菌薬の軟膏，内服に切り替えるとよい．

● **皮膚潰瘍**

痤瘡様皮疹から生じる他，血管炎後に生じることが多い．病態として血管障害，皮膚に浸潤した好中球による組織障害，細菌感染，腫瘍随伴性の病態などがあげられている[7]とされるため，ステロイドを外用ではなく，擦れ防止対策，抗潰瘍薬による皮膚潰瘍に対する治療を行い，抗菌薬内服も適宜検討する．

皮膚乾燥

予防および皮膚症状出現後も保湿剤外用が基本である．落屑の固着が著明の場合は，角化障害の治療薬でビタミン D_3 製剤が有効である．手足に亀裂が生じた場合は，亜鉛華単軟膏による重層療法のほか，ハイドロコロイドの被覆材の貼付が有効であり，疼痛も緩和でき良好にコントロールできる．

爪囲炎

ステロイド外用が推奨されているが，前述のアダパレンゲルも有効である[8]．爪甲が側爪郭部にあたる場合はテーピング処置を施行するが，肉芽を形成し易出血性の場合は爪と肉芽を離し刺激除去目的にクッション性のある被覆材を用いると管理しやすくなる．大型の肉芽に対しては液体窒素療法や硝酸銀による焼灼も行う．

爪囲炎は長期に繰り返しやすく，細菌感染も併発やすい．膿を伴う場合は連日洗浄し抗菌薬の外用とし，多発する場合，高度の炎症の場合は抗菌薬の内服も検討する．

パクリタキセルによる爪甲剥離を伴う場合では，爪床部が暗紫紅色調で炎症を伴っている時は，爪甲下に very strong クラスのステロイドローションを浮いている爪甲下から外用する．爪をひっかけて脱落しやすいため，剥離している爪甲はテープで固定しておくとよい．浸出液が多くなり，異臭がする場合は適宜抗菌薬を外用する．

放射線皮膚炎

照射開始時より保湿は行うが，放射線皮膚炎発症後は疼痛のためできず，軟膏や痂疲，壊死組織が固着し，感染を併発して創傷治癒遅延することも多い．最近では保険適用となった被覆材を使用し交換の頻度を減らすことで皮膚の保護,刺激を防ぎ,感染防御もできるため，早期に上皮化が得られ有効である．

6 おわりに

セツキシマブ治療では，皮膚症状によりQOLを下げずに治療完遂できるために，また患者が前向きな気持ちで治療継続できるように，チーム医療として施設全体で取り組んでいくことが大切である．

文　献

1) Wacker B. Nagrani T, Weinberg J, et al. Correlation between development of rash and efficacy in patients treated with the epidermal growth factor receptor tyrosine kinase inhibitor erlotib in two large phase III studies. Clin Cancer Res. 2007; 13: 3913-21.
2) Van Cutsem E, Tejpar S, Vanbeckevoort D, et al. Intrapatient cetuximab dose escalation in metastatic colorectal cancer according to the grade of early skin reactions: the randomized EVEREST study. J Clin Oncol. 2012; 30: 2861-8.
3) Lacouture ME, Anadkat MJ, Bensadoun RJ, et al. Clinical practice guidelines for the prevention and treatment of EGFR inhibitor-associated dermatologic toxicities. Support Care Cancer. 2011; 19: 1079-95.
4) De Giorgi U, Rosti G, Monti M, el al. Onycholysis secondary to multiple paclitaxel 1-hour infusions: possible role for its vehicle (Cremophor EL). Annals of Oncology. 2003; 14: 1588-9.
5) JCOGホームページ：有害事象共通用語基準(CTCAE v4.0-JCOG)：(http://www.jcog.jp/dostor/tool/ctcaev4.html)
6) Wacker B. Nagrani T, Weinberg J, et al. Correlation between development of rash and efficacy in patients treated with the epidermal growth factor receptor tyrosine kinase inhibitor erlotib in two large phase III studies. Clin Cancer Res. 2007; 13: 3913-21.
7) D'Epiro S, Salvi M, Luzi A, et al. Drug cutaneous side effect: focus on skin ulceration. Clin Ter. 2014; 165: e323-9.
8) 蜂巣賀淳一. EGFR阻害薬による爪囲紅斑　アダパレンが有効であった例. 皮膚病診療. 2012; 34: 387-90.

〈西澤　綾〉

7 薬剤性肺障害

1 はじめに

分子標的薬の重篤な副作用の一つとして，薬剤性肺障害，間質性肺疾患(interstitial lung disease: ILD)を呈することが多い．頭頸部がんの領域では，上皮成長因子受容体(epidermal growth factor receptor: EGFR)に対する抗体薬であるセツキシマブが広く用いられている．肺がんにおけるEGFR-TKI(tyrosine kinase inhibitor: TKI)と比べると，抗EGFR抗体におけるILDの頻度は低いとされているが，頭頸部がんでは肺尖部が放射線治療の照射野に含まれていることも多く，併用することでILDの発症が増加する可能性が示唆されている．また，肺がんを含めた他がん腫でもILDの発症が報告されている抗PD-1抗体(PD-1: programmed death-1)であるニボルマブとペムブロリズマブが頭頸部がんでも適応拡大されており，ILDに対する十分な理解と対策が必要である．

2 定義

ILDとは，薬剤投与中に起きた肺障害の中で，薬剤と関連があるものであり，下記の診断基準を参考に，診断する[1]．

1. 原因となる薬剤の摂取歴がある．
2. 薬剤に起因する臨床病型の報告がある．
3. 他の原因疾患が否定される(感染症，心原性肺水腫，原疾患増悪など)．
4. 薬剤の中止により病態が改善する(または副腎皮質ステロイドにより軽快)．
5. 再投与により増悪する(致死的となることも多く，一般的には勧められない)．

3 リスク因子

喫煙歴，慢性閉塞性肺疾患，肺気腫，間質性肺疾患の既往歴，肺感染症，胸部への放射線照射歴など[2,3]．

4 発症率

表 13 発症率

薬剤	癌腫	発症率（全 Grade：%）		症例数（n）	
		日本	海外	日本	海外
セツキシマブ[4-7]	頭頸部がん	0%	0%	22	211
	大腸がん	1.2%	<0.5%	2006	774
ニボルマブ[8,9]	頭頸部がん	0%	2.1%	27	240
	悪性黒色腫	2.9%	2.3%	35	474
	非小細胞肺がん	5.4%	3.8%	111	418
	腎細胞がん	5.4%	4.4%	37	406
エルロチニブ[2,10]	非小細胞肺がん	4.3%	2.7%	9663	731
ペムブロリズマブ[12-22]	頭頸部がん	2.4%	6.4%	42	300
	悪性黒色腫		2.2%		912
	食道扁平上皮がん		9.4%		85
	非小細胞肺がん		8.2%		790
	古典的ホジキンリンパ腫		2.9%		210
	尿路上皮がん		4.2%		266
	MSI-High 固形がん		4.3%		94

肺がんにおける EGFR-TKI においては，日本では海外に比べて ILD の頻度が高いとの報告もあり前項のようなリスク因子の解析も進んでいる．頭頸部がんにおいても，肺がんと同様のリスク因子をもつことが多く，上記の臨床試験での発症率よりも高率である可能性を考慮して対応する必要がある．

JCOPY 498-02288

5 診断(図7)

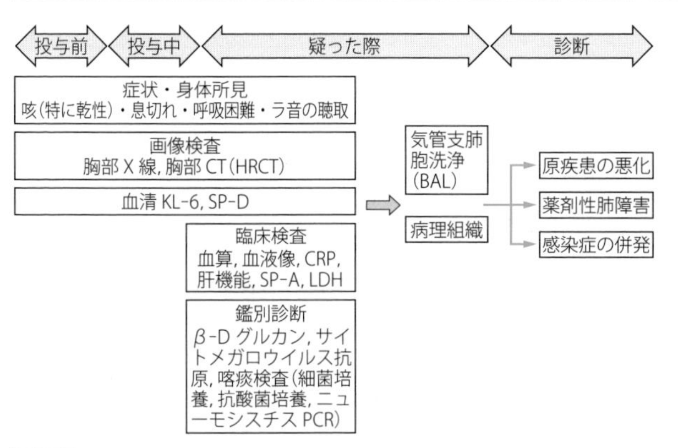

図7 **診断のフローチャート**(日本呼吸器学会薬剤性肺障害の診断・治療の手引き作成委員会. 薬剤性肺障害の診断・治療の手引き. 日本呼吸器学会. 2012[1]より)

6 治療(表14, 図8)(★★)

まずは被疑薬を中止する. 低酸素血症を認める場合は, 副腎皮質ステロイドの投与を開始する. また, 必要に応じて人工呼吸器管理を行う.

表14 **発症率重症度別の治療法**(日本呼吸器学会薬剤性肺障害の診断・治療の手引き作成委員会. 薬剤性肺障害の診断・治療の手引き. 日本呼吸器学会. 2012[1]より)

重症度	PaO_2	治療
軽症	≧80Torr	被疑薬中止
中等症	60Torr≦, <80Torr	プレドニゾロン0.5〜1.0mg/kg/day
重症	<60Torr (PaO_2/FiO_2<300)	メチルプレドニゾロン500〜1000mg/day×3days プレドニゾロン0.5〜1.0mg/kg/dayで継続, 漸減

肺臓炎のGrade (CTCAE v4)	対処法	フォローアップ
Grade 1 画像的変化のみ	・免疫チェックポイント阻害薬の投与を見合わせる ・2〜3日ごとに症状のモニタリングを行う ・呼吸器および感染症専門医との協議を検討する	・少なくとも 3 週間ごとに画像診断を行う **回復した場合:** ・免疫チェックポイント阻害薬の投与再開を検討する **悪化した場合:** ・Grade 2 または 3〜4 の対処法で治療する
Grade 2 軽度〜中等度の新たな症状	・免疫チェックポイント阻害薬の投与を見合わせる ・呼吸器および感染症専門医と協議する ・毎日症状のモニタリングを行い, 入院を検討する ・1.0 mg/kg/日の静注メチルプレドニゾロンまたはその等価量の経口剤を投与する ・気管支鏡検査および肺生検を検討する	・1〜3 日ごとに画像診断を行う **症状が改善した場合:** ・症状がベースライン時の状態近くまで改善した場合, 少なくとも 1 カ月以上かけてステロイドを漸減する. 抗生剤の予防投与を検討する **症状が 2 週間を超えて改善しないまたは悪化した場合:** ・Grade 3〜4 対処法で治療する
Grade 3〜4 重度の新たな症状; 新たな低酸素症/低酸素症の悪化: 生命を脅かす	・免疫チェックポイント阻害薬の投与を中止する ・入院 ・呼吸器および感染症専門医と協議する ・2〜4 mg/kg/日の静注メチルプレドニゾロンまたはその等価量の副腎皮質ステロイドを静注する ・日和見感染症に対する抗生剤の予防投与を追加する ・気管支鏡検査および肺生検を検討する	**症状がベースライン時の状態に改善した場合:** ・少なくとも 6 週間以上かけてステロイドを漸減する **症状が 48 時間を超えて改善しないまたは悪化した場合:** ・免疫調整薬（インフリキシマブ, ミコフェノール酸モフェチル）を考慮する

図 8 免疫チェックポイント阻害薬による肺関連有害事象の治療アルゴリズム(Spain L, et al. Cancer Treat Rev. 2016; 44: 51-60[11] より)

7 おわりに

頭頸部がんは，ILD のリスク因子である喫煙歴や肺気腫の既往歴，肺尖部への放射線照射歴が多く，ILD 発症のハイリスクと考えられる．ILD は発症すると致死的になることも多く，治療前の胸部 CT によるスクリーニングやリスク因子を把握し，適切に症例を選択するための事前対策が最も重要である．ILD の発症を疑った場合には呼吸器専門医と円滑に連携し速やかに診断・治療にあたることが重要である．

文　献

1）日本呼吸器学会薬剤性肺障害の診断・治療の手引き作成委員会．薬剤性肺障害の診断・治療の手引き．日本呼吸器学会．2012; p.12-38.
2）Gemma A, Kudoh S, Ando M, et al. Final safety and efficacy of erlotinib in the phase 4 POLARSTAR surveillance study of 10708 Japanese patients with non-small-cell lung cancer. Cancer Sci. 2014; 105: 1584-90.
3）Umemura S, Yamane H, Suwaki T, et al. Interstitial lung disease associated with gemcitabine treatment in patients with non-small-cell lung cancer and pancreatic cancer. J Cancer Res Clin Oncol. 2011; 137: 1469-75.
4）http://druginserts.com/lib/rx/meds/erbitux-1/ ECpi.
5）Bonner JA, Harari PM, Giralt J, et al. Radiotherapy plus cetuximab for squamous-cell carcinoma of the head and neck. N Engl J Med. 2006; 354: 567-78.
6）Ishiguro M, Watanabe T, Yamaguchi K, et al. A Japanese post-marketing surveillance of cetuximab（Erbitux（R））in patients with metastatic colorectal cancer. Jpn J Clin Oncol. 2012; 42: 287-94.
7）Okano S, Yoshino T, Fujii M, et al. Phase II study of cetuximab plus concomitant boost radiotherapy in Japanese patients with locally advanced squamous cell carcinoma of the head and neck. Jpn J Clin Oncol. 2013; 43: 476-82.
8）オプジーボ®適正使用ガイド．
9）Ferris RL, Blumenschein G Jr., Fayette J, et al. Nivolumab for recurrent squamous-cell carcinoma of the head and neck. N Engl J Med. 2016.
10）Shepherd FA, Rodrigues Pereira J, Ciuleanu T, et al. Erlotinib in previously treated non-small-cell lung cancer. N Engl J Med. 2005; 353: 123-32.
11）Spain L, Diem S, Larkin J. Management of toxicities of immune checkpoint inhibitors. Cancer Treat Rev. 2016; 44: 51-60.
12）キートルーダ®適正使用ガイド．
13）Barbara B, Kevin JH, Richard G, et al. Pembrolizumab alone or with chemotherapy versus cetuximab with chemotherapy for recurrent or metastatic squamous cell carcinoma of the head and neck（KEYNOTE-048）: a randomised, open-label, phase 3 study. Lancet. 2019; 394: 1915-28.
14）Yamazaki N, Takenouchi T, Fujimoto M, et al. Phase 1b study of pembrolizumab（MK-3475; anti-PD-1 monoclonal antibody）in Japanese patients with advanced melanoma（KEYNOTE-041）. Cancer Chemother Pharmacol.

2017; 79: 651-60.
15) Antoni R, Reinhard D, Dirk S, et al. Pembrolizumab versus investigator-choice chemotherapy for ipilimumab-refractory melanoma (KEYNOTE-002): a randomised, controlled, phase 2 trial. Lancet Oncol. 2015; 16:908-18.
16) Caroline R, Jacobs S, Georgina V, et al. Pembrolizumab versus Ipilimumab in advanced melanoma. N Engl J Med. 2015; 372: 2521-32.
17) Kojima T, Manish AS, Muro K, et al. Randomized Phase III KEYNOTE-181 study of pembrolizumab versus chemotherapy in advanced esophageal cancer. J Clin Oncol. 2020; 38: 4138-48.
18) Martin R, Delvys R, Andrew G, et al. Pembrolizumab versus chemotherapy for PD-L1-positive non-small-cell lung cancer. N Engl J Med. 2016; 375: 1823-33.
19) Tony S, Wu Y, Iveda K, et al. Pembrolizumab versus chemotherapy for previously untreated, PD-L1-expressing, locally advanced or metastatic non-small-cell lung cancer (KEYNOTE-042): a randomised, open-label, controlled, phase 3 trial. Lancet. 2019; 393: 1819-30.
20) Robert C, Pier LZ, Michelle AF, et al. Phase II study of the efficacy and safety of pembrolizumab for relapsed/refractory classic Hodgkin lymphoma. J Clin Oncol. 2017; 35: 2125-32.
21) Bellmunt J, de Wit R, Vaughn DJ, et al. Pembrolizumab as second-line therapy for advanced urothelial carcinoma. N Engl J Med. 2017; 376: 1015-26.
22) Aurelien M, Dung TL, Paolo A, et al. Efficacy of pembrolizumab in patients with noncolorectal high microsatellite instability/mismatch repair-deficient cancer: results from the phase II KEYNOTE-158 study. J Clin Oncol. 2020; 38: 1-10.

〈西村明子，清田尚臣〉

8 抗体薬によるインフュージョンリアクション

1 定義

薬剤投与中または投与開始後24時間以内に現れる症状の総称.

III

2 発生機序[1)]

インフュージョンリアクション(IR)の発生機序は明確でない. 発生機序の1つとして, 抗原抗体反応に伴うサイトカインの放出による一過性の反応などが考えられている.

3 リスク因子と予防(★★)

- **リスク因子**: アレルギー歴(薬剤・食物), 喘息, アトピーなど.
- **予防**:
  - ・投与30～60分前に抗ヒスタミン薬(クロルフェニラミンマレイン酸塩など)の投与を行う. また, 副腎皮質ステロイド薬(デキサメタゾンなど)の投与によりIRの頻度が減少することが報告されている. 初回は2時間かけて投与し, 2回目以降は1時間かけて投与する.
  - ・緊急時に対応できる薬剤・機器を準備した管理下で投与を行い, 投与中および投与終了後少なくとも1時間は, バイタルサイン(体温, 血圧, 脈拍, 呼吸数, 酸素飽和度)をモニターするなど, 患者の状態を十分に観察することが重要である.

4 症状(表15, 図9)

- 典型的には初回もしくは2回目の投与後直後～1時間以内に発生することが多く, 投与を繰り返すごとに発生頻度は減少

表15 各試験でのインフュージョンリアクション発現状況

試験名	症例数	全グレード	グレード3以上
Bonner study (海外第III相試験)	208	28(13.5%)	6(2.9%)
EXTREME study (海外第III相試験)	219	22(10.0%)	5(2.3%)
053 study (国内第II相試験)	22	1(4.5%)	0(0%)
056 study (国内第II相試験)	33	2(6.1%)	1(3.0%)

(アービタックス®適正使用ガイド，頭頸部癌．第1版)

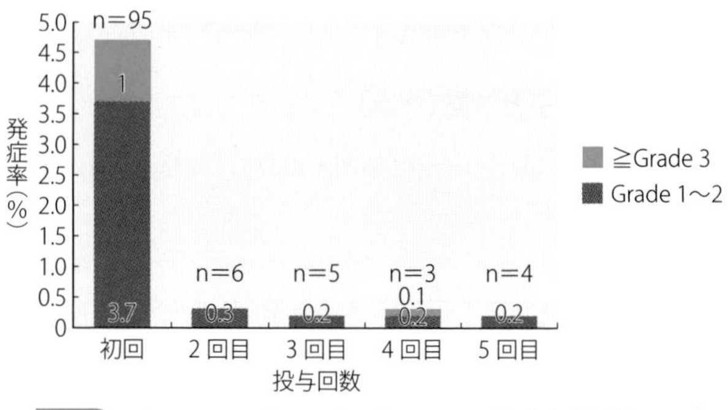

図9 インフュージョンリアクションの発症率(参考)

頭頸部がんのデータではないが，参考データとして掲載．インフュージョンリアクションの90%以上が初回投与時に出現している．

(Ishiguro M, et al. Jpn J Clin Oncol. 2012; 42: 287-94[3])

する．

- 軽症から中等症の場合には発熱，悪寒，浮動性めまい，発疹，発赤，痒み，嘔気，嘔吐，下痢，腹痛などが認められ，発症率は海外第Ⅲ相試験で10％程度，国内第Ⅱ相試験で5％程度．
- 重症の場合にはアナフィラキシー様症状，呼吸困難，気管支攣縮，血圧低下，心原性ショック，心筋梗塞，心室細動，意

表16 症状出現時の対応

Grade (CTCAE ver.4)	発現時の対応
Grade 1	投与速度を減速 (参考: 10mg/min → 5mg/min)
Grade 2	投与を一旦中止し，症状の改善を確認の後，投与速度を減速し，慎重に投与再開
Grade 3–4	直ちに投与を中止し，症状に応じた対応

識障害，失神などが認められ死亡に至る例もある．発症率は海外第Ⅲ相試験，国内第Ⅱ相試験ともに3%未満．

5 対応[2] (表16) (★★)

- 異常が認められた際には，注入を減速もしくは一旦中止する．
- **軽症〜中等症**: 注入を一旦中止しても症状が改善しない場合，解熱鎮痛薬，抗ヒスタミン薬，副腎皮質ステロイド薬などを追加投与する．
- **重症**: 直ちに投与を中止し，エピネフリン0.3〜0.5mgを筋注する．さらに，酸素投与，大量輸液すると共に，必要に応じて抗ヒスタミン薬，副腎皮質ステロイド薬，気管支拡張薬および昇圧薬の投与などを行う．
- **再投与**: 軽症〜中等症であれば，上記対応にて症状が消失した後に投与速度を減速して再開する．重症の場合には再投与は行わない．

文献

1) Chung CH. Managing premedications and the risk for reactions to infusional monoclonal antibody therapy. Oncologist. 2008; 13: 725–32.
2) Lenz HJ. Management and preparedness for infusion and hypersensitivity reactions. Oncologist. 2007; 12: 601–9.
3) Ishiguro M, Watanabe T, Yamaguchi K, et al. A Japanese post-marketing surveillance of cetuximab (Erbitux®) in patients with metastatic colorectal cancer. Jpn J Clin Oncol. 2012; 42: 287–94.

〈岡野　晋〉

9 免疫関連有害事象

1 はじめに

2011年にFood and Drug Administrationが悪性黒色腫に対して抗cytotoxic T-lymphocyte-associated antigen 4抗体を承認して以降，複数のがん腫に対し，免疫チェックポイント阻害薬(immune checkpoint inhibitors: ICI)の適応拡大が進んでいる．2021年2月現在，本邦でも頭頸部がんに対しニボルマブおよびペムブロリズマブが保険承認されている．

ニボルマブおよびペムブロリズマブはいずれも，programmed cell death-1 (PD-1)という免疫を負に制御する分子を阻害することで免疫細胞を活性化させ，抗腫瘍効果を発揮する一方，自己免疫疾患に類似した様々な有害事象を生じることが知られている．これらは免疫関連有害事象(immune-related adverse events: irAEs)とよばれ，従来の殺細胞性抗がん薬の有害事象とは異なるため，その対応について熟知する必要がある．

2 irAEsの特徴

ICIは抑制系の免疫チェックポイント分子を阻害することにより免疫細胞を再活性化し抗腫瘍効果を発揮しているが，同時に自己抗原に対しても過剰な免疫反応を起こすことが知られている．このような自己免疫疾患に類似したirAEsは，皮膚，消化器系，内分泌系，神経系など全身のあらゆる臓器に生じうる[1,2]．特に筋炎，心筋炎，劇症1型糖尿病などは，頻度は低いものの重症化しやすく，迅速な対応が必要となる．また，従来の殺細胞性抗がん薬とは異なり，irAEsの発症時期は様々で(図10: 肺がん)[2]，投薬を中止しても持続することにも注意が必要である．

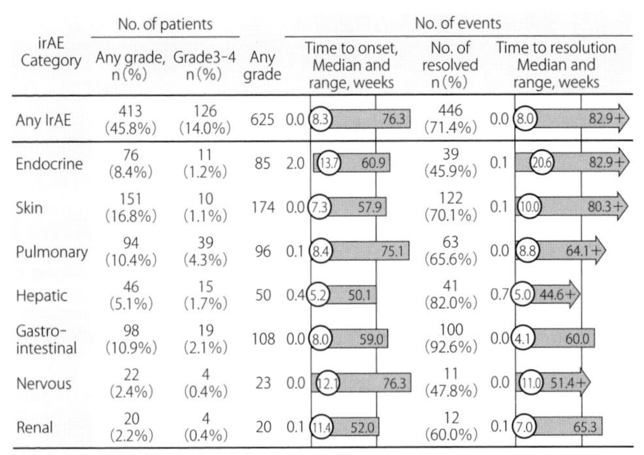

irAE Category	No. of patients: Any grade, n (%)	No. of patients: Grade3-4 n (%)	No. of events: Any grade	Time to onset, Median and range, weeks	No. of resolved n (%)	Time to resolution Median and range, weeks
Any IrAE	413 (45.8%)	126 (14.0%)	625	0.0 (8.3) 76.3	446 (71.4%)	0.0 (8.0) 82.9+
Endocrine	76 (8.4%)	11 (1.2%)	85	2.0 (13.7) 60.9	39 (45.9%)	0.1 (20.6) 82.9+
Skin	151 (16.8%)	10 (1.1%)	174	0.0 (7.3) 57.9	122 (70.1%)	0.1 (10.0) 80.3+
Pulmonary	94 (10.4%)	39 (4.3%)	96	0.1 (8.4) 75.1	63 (65.6%)	0.0 (8.8) 64.1+
Hepatic	46 (5.1%)	15 (1.7%)	50	0.4 (5.2) 50.1	41 (82.0%)	0.7 (5.0) 44.6+
Gastro-intestinal	98 (10.9%)	19 (2.1%)	108	0.0 (8.0) 59.0	100 (92.6%)	0.0 (4.1) 60.0
Nervous	22 (2.4%)	4 (0.4%)	23	0.0 (12.1) 76.3	11 (47.8%)	0.0 (11.0) 51.4+
Renal	20 (2.2%)	4 (0.4%)	20	0.1 (11.4) 52.0	12 (60.0%)	0.1 (7.0) 65.3

irAE: immune-related adverse event

図10 ニボルマブによる免疫関連有害事象(Morita R, et al. Lung Cancer. 2020; 140: 8-18[2]より)

3 irAEsの対処方法

ICIの種類によって発症するirAEsの種類や頻度は異なるが，対処方法やモニタリングについては概ね共通している．各種ガイドラインを参考に対処方法を表17にまとめた[3, 4]．頻度の高い皮膚障害，消化管障害，内分泌障害，肝障害については以下に概説するが，肺障害については他項(☞ p.163)を参照されたい．なお，内分泌障害を除く不可逆もしくは重篤なirAEsが発症した場合(例: 神経障害や心筋障害など)についてはICIの再投与は推奨されない．

- **皮膚障害**: irAEsの中でも最も頻度の高い有害事象の1つでICI投与例では30%程度に出現するが，Grade 3以上は3%以下と報告され[1]，軟膏やmild～moderateのステロイド外用薬の対応で済む場合が多い．
- **消化管障害**: 頻度の高いirAEsの1つであり，抗PD-1抗体単剤でも10～20%と報告されている[1]．稀ではあるが消化

表17 免疫関連有害事象の対処方法

CTCAE ver. 5.0	PSL or mPSL	免疫調整薬	ICI
Grade 1	なし	なし	継続**
Grade 2	0.5〜1.0mg/kg/day	なし	休薬
Grade 3	1.0〜2.0mg/kg/day	投与検討*	休薬 or 中止***
Grade 4	1.0〜2.0mg/kg/day	投与検討*	中止****

*高用量のステロイド投与後48〜72時間以内に症状が改善しない場合はインフリキシマブ(IFX)などの免疫調整薬の投与を考慮する.
免疫調整薬としてはIFXや免疫グロブリン療法，ミコフェノール酸モフェチルなどがあるが，いずれも本邦では保険適用外である.
なお，IFXは肝不全をきたす可能性があるため，肝障害時にはIFXの投与を避けることが推奨されている.
**一部の神経障害や心筋障害を除く.
***ICIの再投与に関しては慎重な検討が必要であり，用量調整は推奨されない.
****内分泌障害を除き，再投与は原則行わない.
CTCAE: Common Terminology Criteria for Adverse Events,
PSL: prednisone, mPSL: methylprednisolone,
ICI: immune checkpoint inhibitor
文献[3,4]より作成

管穿孔による死亡例も報告されており，適切な診断と治療が必要となる.

- **内分泌障害**: 頻度が高いものに甲状腺機能低下症があげられ[1]，投与開始からTSHとfree T4を4〜6週毎にモニタリングする必要がある. 時に破壊性甲状腺炎に伴う甲状腺中毒症に引き続き甲状腺機能低下症となる. 有症状またはTSH >10 mIU/Lの場合は甲状腺ホルモンを補充する. なお，副腎皮質機能低下症は下垂体障害に伴う続発性も含めると1〜4%に起こり[5]，甲状腺機能低下症との合併がある. そのため，甲状腺ホルモン補充の際には副腎機能の確認(ACTH, cortisol)も必要である. 副腎機能が低下している場合にはヒドロコルチゾン(コートリル® 10〜15mg/dayなど)による補充が必要となる. 副腎機能低下や1型糖尿病は迅速な対応が必要であり，速やかな内分泌内科専門医へのコンサルテーションを推奨する．

- **肝障害**：抗 PD-1 抗体による発症頻度は 1～10％と報告され[1]，無症候性の場合も多いが，発見が遅れると重症化することがある．肝障害の出現時には，ウイルス性肝炎や他の自己免疫性疾患・薬剤性肝障害などの鑑別診断が必要である．免疫調整薬を使用する際は，肝障害リスクのあるインフリキシマブの投与は避ける．

4 注意点

- 特に注意すべき irAEs：発症頻度が 1％未満と稀ながら，致死率が高いもの（>10％）に注意が必要である．具体的には神経筋障害，心筋障害，血球貪食症候群，腎障害（間質性腎炎）などがあげられ[6]，発症早期の迅速な対応が求められる．
- ICI との併用療法：頭頸部がんにおいても ICI と殺細胞性抗がん薬との併用療法が承認されている．併用療法を行う場合，消化管障害や肝障害などはいずれの薬剤でも起こり得るが，対処方法は異なる．このため，生検などによる鑑別診断がより重要となる．
- ICI と分子標的薬の投与順序：肺がんや悪性黒色腫では，ICI 投与後に，EGFR 阻害薬である osimertinib を投与すると間質性肺炎の発症リスクが上昇したり[7]，BRAF 阻害薬を投与すると重篤な皮膚障害の頻度が上昇するなどの報告がある[8]．

5 おわりに

頭頸部がん領域においても今後さらに多くの患者に ICI が投与されることになる．それに伴い，irAEs の発症増加も予測される．ICI の使用に当たっては関係する専門診療科と緊密な連携を構築し，適切な副作用の管理を行う必要がある．

文　献

1）Martins F, Sofiya L, Sykiotis GP, et al. Adverse effects of immune-checkpoint inhibitors: epidemiology, management and surveillance. Nat Rev Clin Oncol. 2019; 16: 563-80.
2）Morita R, Okishio K, Shimizu J, et al. Real-world effectiveness and safety of nivolumab in patients with non-small cell lung cancer: A multicenter retrospective observational study in Japan. Lung Cancer. 2020; 140: 8-18.
3）Brahmer JR, Lacchetti C, Schneider BJ, et al. Management of immune-related adverse events in patients treated with immune checkpoint inhibitor therapy: American Society of Clinical Oncology Clinical Practice Guideline. J Clin Oncol. 2018; 36: 1714-68.
4）馬場英司，勝俣範之，赤松弘朗，他．がん免疫療法ガイドライン第2版．東京：金原出版；2019. p.21-74.
5）Larkin J, Chiarion-Sileni V, Gonzalez R, et al. Five-year survival with combined nivolumab and ipilimumab in advanced melanoma. N Engl J Med. 2019; 381: 1535-46.
6）Wang DY, Salem JE, Cohen JV, et al. Fatal toxic effects associated with immune checkpoint inhibitors: A systematic review and meta-analysis. JAMA Oncol. 2018; 4: 1721-28.
7）Schoenfeld AJ, Arbour KC, Rizvi H, et al. Severe immune-related adverse events are common with sequential PD-（L）1 blockade and osimertinib. Ann Oncol. 2019; 30: 839-44.
8）Naqash AN, File DM, Ziemer CM, et al. Cutaneous adverse reactions in B-RAF positive metastatic melanoma following sequential treatment with B-RAF/MEK inhibitors and immune checkpoint blockade or vice versa. A single-institutional case-series. J Immunother Cancer. 2019; 7: 4.

〈須藤洋崇，清田尚臣〉

Column がんと血栓症

がん増殖における血管新生や転移に関する機序は血液凝固と密接な関係をもっており，がん患者では常に凝固が活性化された状態にある．さらに，腫瘍による静脈の機械的圧迫や，がん治療(外科手術，がん薬物療法，中心静脈カテーテル留置など)も血栓形成を促進させる．このように，がん関連血栓症(cancer-associated thrombosis: CAT)は非がん症例に合併する血栓症とは異なる概念で理解する必要がある．

CATとして最も頻度が高いのが静脈血栓塞栓症(venous thromboembolism: VTE)である．全国規模の前向きコホート研究の結果，日本人がん患者(Stage IV)のがん治療前のVTE罹患率は11.2%であった[1]．日本人は欧米人と比べてVTE罹患率が低いとする従来の言説は，過小評価の可能性がある．なお，頭頸部がん患者におけるVTE罹患率は他がん腫と比べて低いとの報告もあるが[2]，シスプラチンやタキサン系薬剤，ソラフェニブ，レンバチニブなどの血栓リスクのある薬剤が用いられていること，治療の進歩に伴い予後が延長していることなどの理由から，油断は禁物である．頭頸部がん患者の治療経過中，下腿浮腫や呼吸困難はよく遭遇する症状であるが，VTEも鑑別診断リストに必ず加え，疑わしければ下肢静脈超音波検査や造影CT検査を積極的に追加していくべきだろう．がん関連VTEに対する治療としては，6カ月以上の抗凝固療法が各種ガイドラインで推奨されている．本邦では低分子ヘパリンが保険適用外であることもあって，直接経口抗凝固薬がIAで推奨され，第一選択で使用されることが増えている[3]．実際の開始および継続にあたっては，推定予後や出血リスクなども十分考慮する必要がある．

文　献

1) Ohashi Y, Ikeda M, Sakon M, et al. Venous thromboembolism in cancer patients: report of baseline data from the multicenter, prospective Cancer-VTE Registry. Jpn J Clin Oncol. 2020; 50: 1246-53.
2) Haen P, Mege D, Crescence L, et al. Thrombosis risk associated with head and neck cancer: A review. Int J Mol Sci. 2019; 20: 2838.
3) 肺血栓塞栓症および深部静脈血栓症の診断，治療，予防に関するガイドライン(2017 年改訂版). https://js-phlebology.jp/wp/wp-content/uploads/2019/03/JCS2017_ito_h.pdf

〈今村善宣〉

2 B型肝炎ウイルスの再活性化予防

HBs抗原陽性のHBVキャリア患者に化学療法を施行すると，HBVの急激な増殖(再活性化)が起こり，致死的な重症肝炎が発症する.

また，HBs抗原陰性でHBs抗体ないしHBc抗体が陽性※の既往感染者でも，免疫抑制・化学療法を施行するとHBV再活性化が起こる場合がある(*de novo* B型肝炎). これは体内から排除されたと従来では考えられていたHBVが肝細胞に持続感染しているためとされ，通常のB型肝炎に比べて高率に劇症化(9% vs 22%)し，死亡率が高い.

※HBc抗体陽性
=① HBV感染中(HBs抗原陽性) or
② HBV既往感染(多くはHBs抗原陰性, HBs抗体陽性)

※HBs抗体陽性
=① HBV既往感染(多くはHBc抗体も陽性) or
② HBVワクチン接種後(HBc抗体陰性)

1 化学療法中HBV再活性化危険因子(図11)

HBs抗原陽性キャリアの再活性化群の基礎疾患は，造血器腫瘍(40%)，固形がん(20%)でがん腫も多岐にわたる一方，*de novo* B型肝炎群では圧倒的に造血器悪性腫瘍が多い(90%). HBV再活性化の危険因子に，リツキシマブ±ステロイド，フルダラビンを用いる化学療法および造血幹細胞移植があげられるが，どれも造血器悪性腫瘍で，*de novo* B型肝炎では固形がんの報告は限られている.

※新規薬剤に関するHBV再活性化に関する情報は医薬品医療機器総合機構(PMDA)による副作用情報(http://www.pmda.go.jp/)などを参考にする.

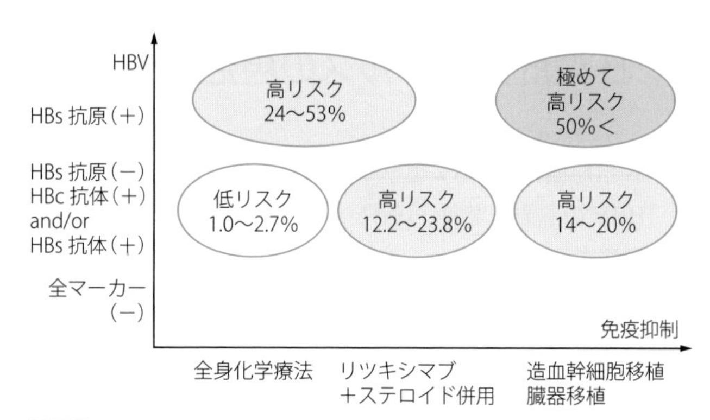

図11 **HBV 活性化の頻度とリスク**

(Kusumoto S, et al. Int J Hematol. 2009; 90: 13-23[1])

2 スクリーニング検査(図12)

免疫抑制・化学療法施行前にすべての症例において HBs 抗原を測定し，HBs 抗原陰性例では HBc 抗体および HBs 抗体検査を，特に CLIA 法で実施することが重要である．ただし，すでに免疫抑制療法を受けている場合は，HBc 抗体あるいは HBs 抗体が検出されないこともあり注意を要する．

3 対応(図12)(★★)

固形がん患者で HBV 既往感染者における HBV 再活性化の対応はこれまで十分に検討されてはいないが，上咽頭がんが多いアジアの一部地域で，実際にラミブジン(ゼフィックス®)予防投薬により肝炎や HBV 再活性化が有意に減ったという後ろ向き研究もある．

- HBs 抗原陽性例(無症候性キャリア，慢性肝炎，肝硬変例含む)

  →基本的に核酸アナログ製剤(特にエンテカビル1日 0.5mg)の予防投与を実施．

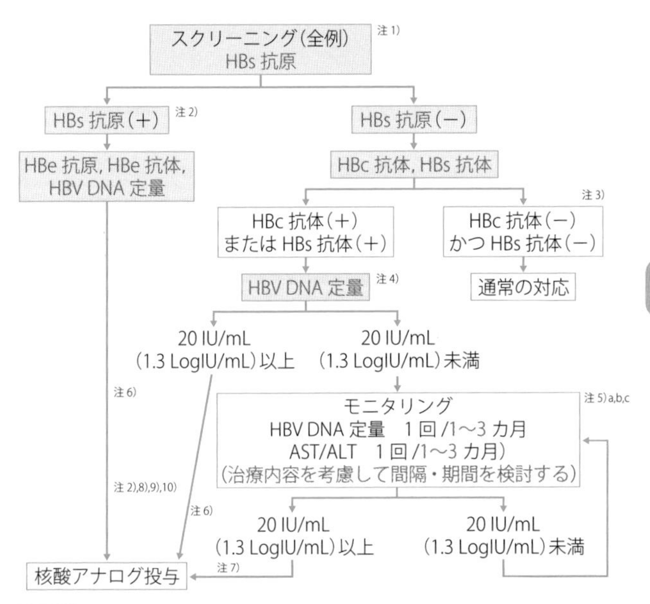

図 12 免疫抑制・化学療法により発症する B 型肝炎対策ガイドライン

補足: 血液悪性疾患に対する強力な化学療法中あるいは終了後に, HBs 抗原陽性あるいは HBs 抗原陰性例の一部において HBV 再活性化により B 型肝炎が発症し, その中には劇症化する症例があり, 注意が必要である. また, 血液悪性疾患または固形癌に対する通常の化学療法およびリウマチ性疾患・膠原病などの自己免疫疾患に対する免疫抑制療法においても HBV 再活性化のリスクを考慮して対応する必要がある. 通常の化学療法および免疫抑制療法においては, HBV 再活性化, 肝炎の発症, 劇症化の頻度は明らかでなく, ガイドラインに関するエビデンスは十分ではない. また, 核酸アナログ投与による劇症化予防効果を完全に保証するものではない.

注 1) 免疫抑制・化学療法前に, HBV キャリアおよび既往感染者をスクリーニングする. HBs 抗原, HBc 抗体および HBs 抗体を測定し, HBs 抗原が陽性のキャリアか, HBs 抗原が陰性で HBs 抗体, HBc 抗体のいずれか, あるいは両者が陽性の既往感染かを判断する. HBs 抗原・HBc 抗体および HBs 抗体の測定は, 高感度の測定法を用いて検査することが望ましい. また, HBs 抗体単独陽性(HBs 抗原陰性かつ HBc 抗体陰性)例においても, HBV 再活性化は報告されており, ワクチン接種歴が明らかである場合を除き, ガイドラインに従った対応が望ましい.

注 2) HBs 抗原陽性例は肝臓専門医にコンサルトすること. また, すべての症例において核酸アナロ グの投与開始ならびに終了にあたって肝臓専門医にコンサルトするのが望ましい.

(次頁につづく)

注 3）初回化学療法開始時に HBc 抗体，HBs 抗体未測定の再治療例および既に免疫抑制療法が開始されている例では，抗体価が低下している場合があり，HBV DNA 定量検査などによる精査が望ましい．

注 4）既往感染者の場合は，リアルタイム PCR 法により HBV DNA をスクリーニングする．

注 5）

a. リツキシマブ・オビヌツズマブ（±ステロイド），フルダラビンを用いる化学療法および造血幹細胞移植：既往感染者からの HBV 再活性化の高リスクであり，注意が必要である．治療中および治療終了後少なくとも 12 カ月の間，HBV DNA を月 1 回モニタリングする．造血幹細胞移植例は，移植後長期間のモニタリングが必要である．

b. 通常の化学療法および免疫作用を有する分子標的治療薬を併用する場合：頻度は少ないながら，HBV 再活性化のリスクがある．HBV DNA 量のモニタリングは 1〜3 カ月ごとを目安とし，治療内容を考慮して間隔および期間を検討する．血液悪性疾患においては慎重な対応が望ましい．

c. 副腎皮質ステロイド薬，免疫抑制薬，免疫抑制作用あるいは免疫修飾作用を有する分子標的治療薬による免疫抑制療法：HBV 再活性化のリスクがある．免疫抑制療法では，治療開始後および治療内容の変更後（中止を含む）少なくとも 6 カ月間は，月 1 回の HBV DNA 量のモニタリングが望ましい．なお，6 カ月以降は 3 カ月ごとの HBV DNA 量測定を推奨するが，治療内容に応じて高感度 HBs 抗原測定（感度 0.005 IU/mL）で代用することを考慮する．

注 6）免疫抑制・化学療法を開始する前，できるだけ早期に核酸アナログ投与を開始する．ことに，ウ イルス量が多い HBs 抗原陽性例においては，核酸アナログ予防投与中であっても劇症肝炎による死亡例が報告されており，免疫抑制・化学療法を開始する前にウイルス量を低下させておくことが望ましい．

注 7）免疫抑制・化学療法中あるいは治療終了後に，HBV DNA 量が 20 IU/mL（1.3 LogIU/mL）以上 になった時点で直ちに核酸アナログ投与を開始する（20 IU/mL 未満陽性の場合は，別のポイントでの再検査を推奨する）．また，高感度 HBs 抗原モニタリングにおいて 1 IU/mL 未満陽性（低値陽性）の場合は，HBV DNA を追加測定して 20 IU/mL 以上であることを確認した上で核酸アナログ投与を開始する．免疫抑制・化学療法中の場合，免疫抑制薬や免疫抑制作用のある抗腫瘍薬は直ちに投与を中止するのではなく，対応を肝臓専門医と相談する．

注 8）核酸アナログは薬剤耐性の少ない ETV，TDF，TAF の使用を推奨する．

注 9）下記の①か②の条件を満たす場合には核酸アナログ投与の終了が可能であるが，その決定については肝臓専門医と相談した上で行う．①スクリーニング時に HBs 抗原陽性だった症例では，B 型慢性肝炎における核酸アナログ投与終了基準を満たしていること．②スクリーニング時に HBc 抗体陽性または HBs 抗体陽性だった症例では，（1）免疫抑制・化学療法終了後，少なくとも 12 カ月間は投与を継続すること．（2）この継続期間中に ALT（GPT）が正常化していること（ただし HBV 以外に ALT 異常の原因がある場合は除く）．（3）この継続期間中に HBV DNA が持続陰性化していること．（4）HBs 抗原および HB コア関連抗原も持続陰性化することが望ましい.

注10) 核酸アナログ投与終了後少なくとも12カ月間は，HBV DNAモニタリングを含めて厳重に経過観察する．経過観察方法は各核酸アナログの使用上の注意に基づく．経過観察中にHBV DNA量が20 IU/mL(1.3 LogIU/mL)以上になった時点で直ちに投与を再開する.

出典：日本肝臓学会 肝炎診療ガイドライン作成委員会 編.「B型肝炎治療ガイドライン(第3.4版)」2021年5月，P78-80
https://www.jsh.or.jp/medical/guidelines/jsh_guidlines/hepatitis_b.html(2021年10月参照)

- HBs抗原陰性かつHBc抗体あるいはHBs抗体陽性(HBV既往感染例)

→① HBV DNA定量検査を行う.

②定量感度以上の場合→肝臓専門医に相談し，核酸アナログを投与.

HBV DNA陰性の場合

→ i) 1〜3カ月に1回AST, ALTおよびHBV DNAを測定

参考) HBV DNA陽性化から肝炎発症(ALT上昇)まで，平均18.5週(12〜28週)

ii) HBV DNAが陽性化した時点で直ちに核酸アナログ製剤を投与

参考) 劇症肝炎重症例では肝炎発症後に投与しても死亡率が高い

核酸アナログ予防投与中止時期に関する明確なエビデンスはないが，HBs抗原陰性かつHBc抗体あるいはHBs抗体陽性例では，免疫抑制・化学療法終了後も12カ月は投与を継続し，継続期間中に一定の基準を満たせば投与終了の検討は可能である.

4 HBVと免疫チェックポイント阻害薬

2021年1月に更新された日本肝臓学会編「B型肝炎治療ガ

イドライン」において，免疫チェックポイント阻害薬(immune checkpoint inhibitor: ICI)について追記された.

ICIによる有害事象(irAE)は時に重篤であり，速やかなステロイド治療が必要な場合がある.

この際は，ステロイド治療開始前にHBs抗原，HBc抗体，HBs抗体を測定し，化学療法と同様にフローチャートに基づいた対応が必要である.

ICI自体によるHBV再活性化のリスクについては，ICIの治験の多くがHBs抗原陽性者が除外されていた背景もあり，エビデンスの集積が少ない.

しかし，抗PD-1/PD-L1抗体を投与されたHBs抗原陽性患者においてHBV再活性化の報告[3)]もあり，ASCOの暫定的見解ではHBs抗原陽性例に対しては免疫チェックポイント投与前の拡散アナログの予防投与が望ましいとされている.

① ICI開始前

→ HBs抗原，HBc抗体，HBs抗体を測定し，免疫抑制・化学療法により発症するB型肝炎対策ガイドラインのフローチャートに基づき対応する.

② ICIの開始時

HBs抗原陽性例に対し

i)肝炎発症リスクあり(肝疾患の病期，HBV DNA量などから判断)

→核酸アナログの予防投与を検討.

ii)肝炎発症リスク低く，拡散アナログを投与しない場合

→ HBV DNAモニタリングを行い，HBV DNA上昇した場合には核酸アナログを投与

＊irAEに対しステロイド使用する場合には，直ちに核酸アナログを投与する.

文　献

1) Kusumoto S, Tanaka Y, Mizokami M, et al. Reactivation of hepatitis B virus following systemic chemotherapy for malignant lymphoma. Int J Hematol. 2009; 90: 13-23.
2) 日本肝臓学会，編．B型肝炎治療ガイドライン(第3.4版)．2021. http://www.jsh.or.jp/medical/guidelines/jsh_guidlines/hepatitis_b
3) Zhang X, Zhou Y, Chen C, et al. Hepatitis B virus reactivation in cancer patients with positive Hepatitis B surface antigen undergoing PD-1 inhibition. J Immunother Cancer. 2019; 7: 322.

〈田中英基，田原　信〉

3 支持療法

近年，進行頭頸部がんに対して臓器温存や切除不能症例に対する根治治療として化学放射線療法を選択する機会が多くなってきた．

わが国における化学放射線療法ではその照射線量および抗がん薬の投与量は諸外国よりも低く設定されている．一方，毒性の頻度は同等もしくはそれ以上とされ，学会などでは皮膚炎，口内炎 / 粘膜炎（図 13）の出現による治療の休止や中止も多く報告されている．その原因として，人種差など患者側の問題を指摘する意見もあるが医療者側の問題として疼痛や皮膚炎などの対策を医師や看護師個人の判断に任せ，体系的な管理がうまくできていないことも考慮すべきである[1]．

放射線治療は治療期間と抗腫瘍効果の関係が指摘されており[2]，安易に治療を休止することは治療成績の低下につながるためできるだけ避けなければならない．

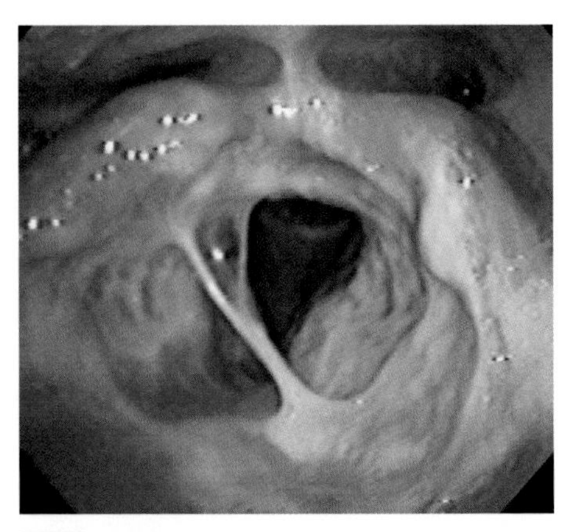

図 13　粘膜炎　Grade 3（喉頭ファイバー所見）

本章では，各毒性に対して体系的な対策を講じることで予定通り治療を完遂することをめざすいくつかの支持療法について示し，その具体例について解説する．

1 放射線治療による粘膜炎(★★)

III

1 はじめに

口内炎/粘膜炎は頭頸部がんの放射線治療においては必発の副作用であるため，しっかりとした対策を立てればこれによる治療休止を最小限に抑えることができる．

口内炎/粘膜炎の予防策については薬剤を用いた試験が検証されてきた[3)]が，有効性は示したもののコストなど諸問題を解決できないなど実用化に遠く，現状臨床の現場では対症療法に専念することが勧められる．

本邦において多施設共同研究として疼痛管理に関する試験[4)]が行われ，その結果が公表されている．その方法は “opioid based pain control program”（図14）と呼称され，確実な栄養/薬剤投与経路として胃瘻を造設し，疼痛はモルヒネを主軸に管理していくというものであったが，この試験では放射線治療を予定外に中止した患者はわずか1例(0.9％)で，休止率も12.7％(1週間以上の休止は0例)と治療完遂という点において優れた成績を報告している．

付随的なデータとして，化学放射線療法中にモルヒネが必要になる患者は約8割であり，使用するモルヒネの使用量の中央値は35mg程度であった．

NSAIDsはCDDPとの腎毒性で相乗効果が疑われるため，NSAIDsではなくモルヒネを使用するという点は理にかなっているといえる．

また胃瘻に関するトラブルは治療中で4％程度と非常に低

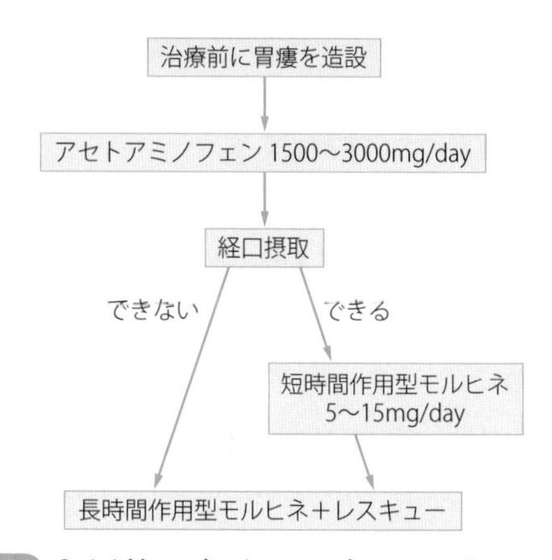

図14 Opioid based pain control program シェーマ
(Zenda S, et al. Jpn J Clin Oncol. 2007; 37: 725-9[1] より改変)

く，一方患者教育により退院して患者管理が可能になる割合は90％と非常に高かった．この試験では胃瘻を用いているが，本邦では諸事情ですぐに胃瘻の造設が難しい施設もあり，そういった場合には胃瘻以外の栄養補給ルートを代用することも考慮に入れてよい．また，諸外国では放射線治療開始後に胃瘻を造設する施設もあるため，栄養補給ルートに関しては様々な選択肢をもつべきである．

では具体的に治療の流れに沿って解説する．

2 治療早期(のどの違和感,食事をすると少し引っかかる)

治療早期には咽頭，口腔内の違和感を訴え，次第に嚥下時痛，口腔内の易刺激感へと増強していく．この間アセトアミノフェンを中心に使用する．アセトアミノフェンは通常鎮痛薬として汎用されているNSAIDsと比べ腎機能障害の頻度が低く，CDDPと併用での腎不全発症の危険が少ない．

CDDPではなくセツキシマブを併用する場合には必ずしも

 JCOPY 498-02288

NSAIDs を避ける必要はない.

3 治療前半（飲み込むと痛い，食事がつらくなってきた）

アセトアミノフェンにて鎮痛が得られなかった場合，従来の投与に塩酸モルヒネの頓用もしくは食前 3 回投与を追加する．塩酸モルヒネの水溶剤は速放型の性質をもち，投与後 30 分程度で効果が発現し，4 時間以内に効果が消失する．治療により誘発される痛みに対しては主にレスキューとして用いられるが，経口摂取を目的として食前 3 回投与を行うと食事摂取量が回復する.

4 治療中盤（食事がつらいが経口摂取したい）

粘膜炎 / 口内炎が増悪してくると食事摂取が困難となる．通常は胃瘻などの経管栄養に移行するが，胃瘻がない，もしくは患者が経口摂取を強く希望する場合には塩酸モルヒネ食前 3 回投与に加え硫酸モルヒネの定時処方を用いる.

しかし，この方法は硫酸モルヒネとレスキューの合計量が多くなってしまうことや誤嚥性肺炎などを誘発する危険があるため，あまり長期には使用しない．本来は進行がんを根治するための化学放射線療法を完遂するのが目的であるため，短期的な経口摂取にこだわるべきではない.

5 治療中盤-ピーク時（食事がつらい，通常時でも痛くなってきた）

胃瘻や他の代替手段を用いているにもかかわらず疼痛が悪化してくると，硫酸モルヒネの定時処方が有効である．レスキューには定時処方の 1/6 量の塩酸モルヒネを設定し，症状にあわせて定時処方の用量を調節していく.

6 口内炎 / 粘膜炎：回復期

放射線治療が終了すると 1～2 週間遅れて徐々に症状は軽減

してくる．モルヒネを投与している期間は1〜2週間に1度以上外来診察を行う漸減処置(tapering)を行う必要がある．

7 その他のオピオイド製剤

▶パッチ製剤

現在は多くのオピオイド製剤が発売され，その種類も多様になっている．貼付型の製剤は刻々と変化していく化学放射線治療中の口内炎/粘膜炎の痛みに対しては用量調節が難しいため，あまり適していない．しかし，治療開始前から疼痛がある場合には本プログラムを使用せずパッチのほうが有効な場合があるため，柔軟に対処すべきである．

▶オキシコドン製剤

オキシコドン製剤は従来のモルヒネ製剤に比べ副作用が出にくく使用しやすい．本プログラムでは経口摂取できない場合に製剤を粉砕，もしくは粉末状製剤の使用を想定しているため，粉砕すると徐放性を失う製剤が多いオキシコドン製剤は使用していない．しかしモルヒネ製剤に不応な患者に対しては考慮すべき薬剤である．

▶オピオイド製剤の静脈注射/皮下注射

本プログラムでは外来での患者管理を想定しており，基本的にはオピオイド製剤の静脈注射/皮下注射は行わない．実臨床でも，治療前にオピオイドを要する疼痛がなければ治療による疼痛に対して使用する場面はほとんどない．しかし，治療開始前から疼痛があり高用量のモルヒネが必要な場合には静脈注射/皮下注射のほうが有効な場合があるため，柔軟に対処すべきである．

8 管理上の注意点

▶処方の変更

- オピオイド製剤の効果(特に定時処方)は直後には判定困難なため，処方の変更は2日以上あけてから行うこと．

JCOPY 498-02288

- 治療開始から治療終了後1週間までは，疼痛が改善した場合でも基本的には処方ステップを後退させない．
- オピオイド製剤による副作用が強く出現したと判断した場合には処方ステップを後退させる．

▶高用量オピオイド投与時

通常，治療前にオピオイドを要する疼痛がない場合にはモルヒネ換算で100mg/day以上の投与を行うことはあまりない．高用量のオピオイド投与が必要となった場合には感染など他の原因について検索すべきである．

▶投与経路

経口摂取が不安定な状態，例えば「経口摂取はできているが胃瘻も使用している」という場合にはオピオイド製剤の投与は経管で行うことが望ましい．

レスキューを含むモルヒネの使用量(オキシコドン，フェンタニルパッチ使用例では経口モルヒネ60mg＝オキシコドン40mg＝デュロテップパッチ®2.5mg＝デュロテップパッチMT®4.2mgとして換算)の記録を行う．

文　献

1) Zenda S, Onozawa Y, Tahara M, et al. Feasibility study of single agent cisplatin and concurrent radiotherapy in Japanese patients with squamous cell carcinoma of the head and neck: preliminary results. Jpn J Clin Oncol. 2007; 37: 725-9.
2) Russo G, Haddad R, Posner M, et al. Radiation treatment breaks and ulcerative mucositis in head and neck cancer. Oncologist. 2008; 13: 886-98.
3) Le QT, Kim HE, Schneider CJ, et al. Palifermin reduces severe mucositis in definitive chemoradiotherapy of locally advanced head and neck cancer: a randomized, placebo-controlled study. J Clin Oncol. 2011; 29: 2808-14.
4) Zenda S, Matsuura K, Tachibana H, et al. Multicenter phase II study of an opioid-based pain control program for head and neck cancer patients receiving chemoradiotherapy. Radiother Oncol. 2011; 101: 410-4.

〈全田貞幹〉

2 口腔ケア

1 はじめに

頭頸部がん治療中は，様々な口腔合併症が高頻度で起こる．口腔合併症は，経口摂取の問題に直結し，疼痛により患者のQOLを下げ，低栄養や脱水を惹起し，治療の完遂を妨げるなど，治療そのものに悪影響を及ぼす．このような口腔合併症の発症や重症度には口腔常在菌による感染が少なからず影響していることが知られており，治療開始前に予防的に口腔内のリスク因子を減らしておくこと，また治療中も継続して口腔内を清潔で湿潤した良好な状態に維持する管理(いわゆる口腔ケア)を行うことで，感染を制御し，経口摂取を支援して，口腔合併症のリスクを軽減させることができる[1]．

2 口腔の特徴

▶嫌気性菌も含め多種多様の細菌が常在する

- 口腔は生理学的にも栄養学的にも細菌増殖に適した環境で，好気的環境も嫌気的環境も存在する．そのため常在菌の種類も約500〜700種と多様で，その菌数も多い．
- 口腔内の細菌群は，バイオフィルムとよばれる，自身が分泌した代謝産物に被包されており，免疫機能や，抗生物質などの薬剤から細菌を守るバリアとして機能している．そのため口腔内細菌を減少させるためには，歯磨きなどによる物理的なバイオフィルム除去が必要になる．

▶慢性感染病巣(齲蝕(うしょく)や歯周病など)が存在し，その有病率も高い

- 歯科疾患(齲蝕や歯周病)は口腔内常在菌を起因菌とする感染症であり，口腔内は本人に自覚症状がなくても慢性感染病巣を保持していることが多い．骨髄抑制などの易感染状態の際，

口腔内の慢性感染病巣は容易に急性化し，時に周囲組織や全身に波及し重篤化する．
- 歯性感染病巣の急性化は，がん治療開始前に歯科の精査や治療を行うことで，ある程度予防することが可能である．治療開始2週間前に，感染リスクの高い歯の治療を済ませておくことが推奨される(★★)[2]．

III

3 化学療法における口腔ケアの意義

▶骨髄抑制期の歯性感染リスク軽減(★★)

化学療法中は骨髄抑制に加え，嘔気や倦怠感，粘膜炎の疼痛のため口腔内の清掃が困難になり，かつ唾液分泌が減少し口腔内が乾燥するため不衛生になる．感染リスク管理の観点からも，がん治療のあらゆる段階において口腔内の状態，機能を健全に保っておくことが重要である．

▶口腔粘膜炎の症状緩和と二次感染予防(★★)

口腔粘膜炎による疼痛は経口摂取を障害する．また潰瘍は細菌の侵入門戸となり，感染リスクを上げる．対応の基本は症状緩和と二次感染の予防を目的とした対症療法を行うことであり，口腔ケアは，疼痛や出血の減少，感染制御の観点から口腔粘膜炎の予防や重篤化の防止として有用である．

▶骨吸収阻害薬関連骨壊死に関する口腔ケア(★★)

ビスホスホネート製剤など，骨の再吸収阻害薬による顎骨壊死は口腔内の衛生状態が悪いこと，薬剤開始後の歯科観血的処置(抜歯)，不適合な義歯による粘膜の褥瘡が発症の強いリスク因子である．投与前に必ず歯科を受診し，予後不良な歯牙の抜歯や口腔衛生指導など，口腔内リスク因子への対応を行う必要がある．また投与後も定期的な歯科チェック，ケアの継続が重要である[3]．

4 実際の口腔ケア

口腔細菌による感染リスクの軽減，口内の症状緩和を目的とする．

- **がん治療前**：歯科にて事前の歯性感染病巣の処置や専門的口腔清掃を行う．また口内のセルフケア確立のための指導を行う．
- **がん治療中**：患者自身による管理(セルフケア)により，口腔内の清掃，保湿に努める．口腔合併症が生じた場合は症状緩和や消炎などの適切な処置を行う．
- **がん治療後**：口腔乾燥症の遷延，放射線性顎骨壊死やランパントカリエス(多発性齲蝕)など，がん治療終了後も口腔トラブルリスクが継続することがある．定期的な歯科チェックやケアにより予防に努める．

5 がん治療前の歯科前処置

- **歯性感染病巣の除去**：化学療法中，特に細菌播種の源となるのは慢性歯周疾患である．縁上歯石の除去や歯肉溝内の清掃・ブラッシング指導は必ず行う．また熱源となりそうな歯性感染病巣に関しては，治療の妨げとならない範囲で予防的な歯科治療を検討する．放射線治療後の照射野内の抜歯は放射線性顎骨壊死の強い発症リスク因子となるので，リスクのある歯は治療開始前の抜歯が推奨される．
- **患者教育**：予期される口腔合併症に関する情報提示，口腔ケアなどの対応方法の指導，生活指導(禁煙，節酒指導など)，食事指導(食事形態の指導など)を行う．

6 がん治療中の口腔管理(★★)

▶口腔内のアセスメント

口腔の清掃が適切に行われているか，粘膜の乾燥の程度，粘膜変化の有無や程度など定期的に観察し，変化があった時は早期に対応に繋げる．特に口内の疼痛が急に増悪した場合は，同部に局所感染が成立している可能性があるため，感染の所見がないか留意する．

▶疼痛緩和

口腔粘膜炎の疼痛は侵害受容性疼痛であり，NSAIDs やアセトアミノフェン，オピオイドが有効である．

- **軽度**: 保湿中心の含嗽を行う．粘膜が潤うだけでも，疼痛はある程度緩和される．
- **中等度**: 局所麻酔薬を混和した含嗽剤の使用を開始する．NSAIDs やアセトアミノフェンを開始する．口腔粘膜保護剤も有用である．
- **重度**: オピオイドなどを，疼痛管理治療の基本原理に沿って使用する．

▶感染管理

口内を常に清潔で保湿された状態に維持することで感染リスク管理を行う．

1) 清掃

- **歯**: 1 日 1〜3 回程度ブラッシングにより歯面についたプラークを除去する．特に歯肉溝の清掃に留意する．歯磨剤がしみる場合は無理に使用せず，物理的清掃のみでよい．
- **粘膜**: スポンジブラシなどで粘稠な唾液や汚れを取る．乾燥がある場合は清掃前に保湿を十分行う．疼痛や出血がある部位は無理に触れず，キシロカインなどで局所の疼痛緩和をはかった上で，生理食塩水を浸した綿球などで愛護的に清掃する．
- **義歯**: 義歯はカンジダの温床になるため，毎食後に外して流水下で義歯ブラシを使い清掃する．夜間は義歯を外す．好中球減少時は義歯による褥瘡からの感染リスクを鑑み，状況により使用を控えてもらう．

表 18 よく使用される含嗽剤，軟膏など（★）

	含嗽剤・鎮痛薬	処方	使用方法	性状
含嗽剤	生理食塩水①	NaCl 9g　水 1000mL	NaCl 9g を水 1000mL に溶かす	含嗽水
	ハチアズレ	ハチアズレ 5 包 / 日	1 回 2g を水，微温湯 100mL に溶かす（2% 重曹水）	含嗽水
	オキシドール	オキシドール 3%標準	口腔内局所消毒時は 2～3 倍希釈，洗口時は 10 倍から 20 倍希釈	含嗽水
	アイスボール	水	氷皿に水を入れ冷凍庫で氷玉をつくる	氷玉
	食塩水・キシロカイン	NaCl 9g　水 1000 mL ※ 4%キシロカイン 10mL or 20mL or 30mL	上記①の食塩水に対してキシロカインを添加	含嗽水
	ハチアズレ・グリセリン	ハチアズレ 5 包 グリセリン 60mL 水 500 mL	ハチアズレ 5 包 グリセリン 60mL を水 500mL に溶かす	含嗽水
	ハチアズレ・グリセリン・キシロカイン	ハチアズレ 5 包 グリセリン 60mL 水 500mL ※ 4%キシロカイン 5mL or 10mL or 15mL	ハチアズレ・グリセリンの含嗽水に対してキシロカインを添加	含嗽水
その他	アルロイド G	アルロイド G 10～20mL/1 回	消化性潰瘍治療薬	内用液
	アズノール・キシロカイン軟膏	アズノール軟膏 5g キシロカインゼリー 1mL	キシロカインゼリー 1 本 30mL とアズノール軟膏 150g を混合する	軟膏

（国立がん研究センターがん対策情報センター，編．全国共通がん医科歯科連携講習会テキスト 第 2 版．2019[1]より）

適応	含嗽・使用方法
口腔ケア介入が困難な程の重症口内炎，口腔乾燥	1日6～8回，頭頸部領域の放射線化学療法，造血幹細胞移植時の重症口内炎に使う．口内炎で疼痛が強い場合も，粘膜の刺激が少なく含嗽できる．
手術周術期の口腔ケア，咽頭炎，扁桃炎，口内炎	1日6～8回，一般的な軽度の口内炎，粘膜炎に使う粘膜保護，創部治癒促進作用があるが，消毒作用はない．
口腔粘膜消毒，口内炎，舌苔	1日6～8回，もしくは口腔内清掃処置時 口腔粘膜出血，口腔乾燥による痂皮付着，舌苔の付着時の口腔清掃または洗口に使う．痂皮除去時の剥離を容易にする．
放射線または化学療法による口腔粘膜炎	1日6～8回氷玉を使って，口腔内をクリーニング．口腔内で，1回に3個から5個をゆっくり口腔内で溶かし飲み込む． 注意：ハチアズレを氷らすと苦いので，ハチアズレは入れない．
放射線または化学療法による口腔粘膜炎，咽頭炎，食道炎	放射線性口内炎，化学療法による口内炎の疼痛，咽頭炎による嚥下痛に使う．食事の口内痛は毎食前（直前）に含嗽する（これは，グリセリンの味が嫌いな患者に使用するとよい）． 適量を口腔内に含みゆっくり口腔内でぐちゅぐちゅ含嗽2分間保持してはき出す．
口腔内乾燥症，放射線治療による唾液分泌減少時の口腔乾燥	1日6～8回　口腔乾燥があり，かつ　口内炎，咽頭炎発症時に使用する．グリセリンの味が少し甘い．疼痛ある時は，キシロカイン入りの含嗽に変更したり，併用する．
口腔内乾燥症，放射線治療による唾液分泌減少時の口腔乾燥	放射線性口内炎，化学療法による口内炎の疼痛，咽頭炎による嚥下痛に使う．食事の口内痛は毎食前（直前）に含嗽する．適量を口腔内に含みゆっくり口腔内でぐちゅぐちゅ含嗽2分間保持する．
食道がん，喉頭がん，下咽頭の放射線治療の咽頭粘膜炎	放射線性口内炎，化学療法による咽頭炎による嚥下痛がある場合　粘膜保護作用，止血作用をもつ．食前使用で咽頭痛緩和できる場合もある．
口唇部，頬粘膜部の放射線，化学療法時の粘膜炎	口唇などの口腔粘膜炎に直接塗布する．持続時間は10分から15分と短い．口内炎が限局し，局所的に使いたい場合に有効．

2)保湿

乾燥は粘膜を障害し，疼痛や感染のリスクを上げる．頻繁な保湿を心がける．

- **含嗽**：粘稠な唾液や食渣の除去，保湿による粘膜保護が目的である．頻回な含嗽が望ましい．アルコール含有の含嗽剤は，粘膜への刺激が強く乾燥を助長するため使用は避ける． 粘膜炎の疼痛が強い場合は，局所麻酔薬を混和し疼痛緩和をはかる(表18)．
- **軟膏塗布**：局所の疼痛を緩和し，粘膜を保湿・保護するために用いる．重度の粘膜炎がある場合は，症状緩和のためアズレン軟膏(アズノール®)150g＋リドカイン塩酸塩ゼリー(2%キシロカインゼリー®)30mLを混和したものを疼痛部位に使用する．がん治療による口腔粘膜炎は感染リスクが高く，広い範囲に発症するため，漫然と長期間ステロイド軟膏を塗布することは推奨されない．

7 化学療法中に歯科治療が必要になった場合

がん化学療法中の歯科治療は口腔ケアなど保存的な対応を優先的に行う．非観血的な歯科処置は全身的な有害事象が強く出る時期は避ける．観血的な歯科処置は，nadirの時期を避け血球回復期に行う．白血球数2000/mL以上，血小板数4～5万/mL以上が確保されていることが最低条件になる．侵襲や易感染性の程度により，歯科処置開始時の予防的抗菌薬投与を検討する．

文　献

1）国立がん研究センターがん対策情報センター，編．全国共通がん医科歯科連携講習会テキスト 第2版：平成30年度厚生労働省・国立がん研究センター委託事業．2019.

2）Elad S, Bowen J, Zadik Y, et al. Mucositis Study Group of the Multinational Association of Supportive Care in Cancer/International Society of Oral Oncology（MASCC/ISOO）. Development of the MASCC/ISOO Clinical Practice Guidelines for Mucositis: considerations underlying the process. Support Care Cancer. 2013; 21: 309-12.

3）Ruggiero SL, Dodson TB, et al. American Association of Oral and Maxillofacial Surgeons Position Paper on Medication-Related Osteonecrosis of the Jaw-2014 Update. Journal of Oral and Maxillofacial Surgery. 2014; vol.72: 1938-56.

〈上野尚雄〉

3 放射線皮膚炎

1 従来の放射線皮膚炎に対する管理

本邦における化学放射線療法および放射線療法では，その照射線量および抗がん薬の投与量は海外に比べ低く設定されている．しかしながら毒性の頻度は同等もしくはそれ以上とされ，学会などでも皮膚炎，口内炎 / 粘膜炎の出現による治療の休止や中止も多く報告されている．その原因として，人種差など患者側の問題を指摘する意見もあるが，医療側の問題として疼痛ケアチーム制度を導入している施設がほとんどないことや，治療中の支持療法が確立されていないことも考慮すべき点である．本邦での化学放射線療法 / 放射線療法の特徴として，皮膚炎に対して専門家の介入がなく，患者の自己判断に委ねられている部分もあり，実際にどのように行うことがよいのかエビデンスが確立されていないのが現状である．

2 放射線皮膚炎の機序

皮膚は表皮・真皮・皮下組織・および皮膚付属器(爪，毛，汗腺，皮脂腺)で構成されている．

放射線は DNA を含む細胞に直接作用し，がん細胞増殖機能を不能にする働きをするが，それと同時に正常細胞にも作用してしまうため，細胞分裂が活発な皮膚は放射線に対して感受性が高く，影響を受けやすくなる．

皮膚には細胞分裂を繰り返している基底細胞が含まれ，放射線を受けることで，皮膚の表面を覆う角質層の減少・消失を起こし適度な水分が保てず乾燥状態が悪化し，わずかな刺激でも，皮膚への損傷を受けやすい状態へと移行していく．

 JCOPY 498-02288

3 放射線皮膚炎出現時期と放射線皮膚炎の Grade 分類(表 19)

放射線皮膚炎の出現は照射開始後 2〜3 週間(20〜30Gy)から皮膚の乾燥や淡い発赤，4 週間(40〜50Gy)経過すると，著明な発赤，浮腫，瘙痒感，ひりひりした痛みが出現，さらに 5〜6 週目(50Gy 以上)になると，びらんや水泡，出血，脱毛と変化をきたす．治療終了後も 1 週間程度は皮膚炎が悪化しやすい時期であり，Grade 1 の皮膚炎の状態であっても注意し，指導していく必要がある．

表 19 放射線皮膚炎の Grade 分類とその症状

	Grade 1	Grade 2	Grade 3	Grade 4	Grade 5
放射線皮膚炎の症状	わずかな紅斑や乾性落屑	中等度から高度の紅斑；まだらな湿性落屑．ただしほとんどが皺や襞に限局している；中等度の浮腫	皺や襞以外の部位の湿性落屑；軽度の外傷や擦過により出血する	生命を脅かす；皮膚全層の壊死や潰瘍；病変部より自然に出血する；皮膚移植を要する	死亡

(CTCAE Version 4.0 日本語訳 JCOG 版による放射線皮膚炎の Grade 分類)

4 頭頸部放射線治療の皮膚炎支持療法の確立

▶放射線皮膚炎管理(以下，DeCoP：Dermatitis Control Program)の導入(図 15)

放射線皮膚炎のスキンケアや処置方法が様々に存在し，臨床現場が混乱していた．そこで医師，看護師間で話し合い，DeCoP を作成し研究を行った結果，院内統一したケアを行うことで皮膚炎による治療の休止や，重度の皮膚炎(Grade 4)の発生を回避することができた．さらに，Grade 3 の皮膚炎も 10％と抑えることができた．皮膚炎の回復過程においては，放射線終了から 2 週間後で 92％，1 カ月後には 98％が Grade 1 に回復したという結果を得ることができた．

Gr 0　Gr 1　Gr 2　Gr 3

0. 経過観察

1. イソプロピルアズレン（アズノール軟膏）塗布のみ

2. イソプロピルアズレン（アズノール軟膏）＋ガーゼ or 非固着性創傷被覆材（モイスキンパッド）

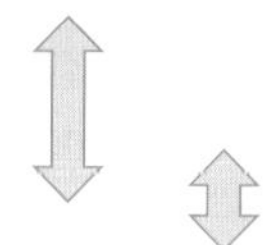

図 15 Dermatitis Control Program（DeCoP）の処置手技

5 放射線皮膚炎処置方法（★★）

▶放射線治療開始

● **洗浄方法**: 照射範囲の皮膚を清潔に保つことが大切である．皮膚へ刺激のない弱酸性の石鹸を泡立て，擦らないように手で照射範囲の皮膚にのせ，シャワーで流す．拭くときも同様に擦らず，タオルで押さえるように拭き取る．

> 永久気管孔のある場合
>
> 術後に使用される消毒薬が刺激となり，皮膚炎が悪化しやすくなる．気管孔周囲のケアは，生理食塩水を用いて，コットンなどで優しく汚れを拭き取る．また流水での洗浄ができないため，弱酸性の拭き取り専用石鹸などを使用するとよい．

● **日常生活上の注意事項**:

・照射範囲の放射線皮膚炎部位に擦れる衣服（ネクタイ，Y シャツ，タートルネック，マフラー，丸首のトレーナーなど），陽子線治療では眼鏡のパッドの部分や，ワイヤー入りのマスクなども皮膚炎を悪化させる要因となるため，説明が必要である．

・男性の髭剃りではT字の剃刀を使用することで放射線皮膚炎が悪化するため，電気カミソリへの変更を勧める．アフターシェーブローションなどの使用も控える．
・女性は基礎化粧を含む化粧品の使用は，アルコールや香料が含まれていることが多いため控える．
・治療が進むにつれ，15〜20回目頃より皮膚の瘙痒感が出現する．就寝時に掻き傷を作ることもあるため，必ず爪は切っておくように指導する．
・照射範囲に絆創膏や湿布などの貼用も禁止する．皮膚が弱くなるため，表皮剥離が起こりやすくなる．
・直射日光をなるべく避ける．
・毛染めや，パーマなどは控える．

▶放射線皮膚炎処置開始（Grade 2 放射線皮膚炎出現または皮膚の有症状出現時期）

● **使用する衛生材料**: モイスキンパッド®（図16），シート®（図17）（非固着性創傷被覆材）

〈特徴: モイスキンパッド®〉（図16）

・皮膚，傷に対してに固着しない．
・ガーゼ30枚分の吸収力がある．

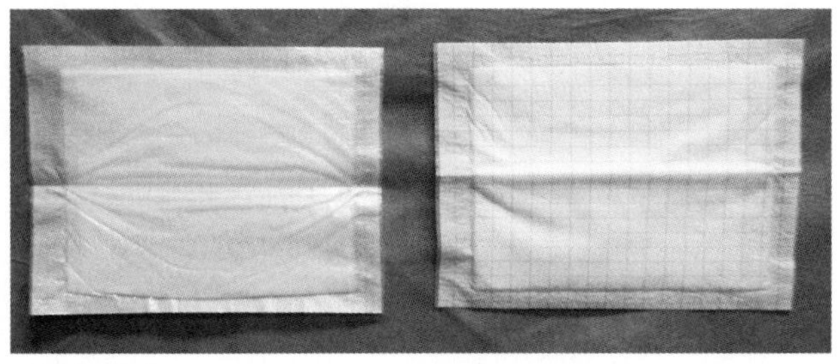

創傷側: 多孔ポリエステル加工　　表側: 内部の湿気を逃がす．外部からの水分や汚物の侵入を防ぐ

図16 モイスキンパッド®（非固着性創傷被覆材）

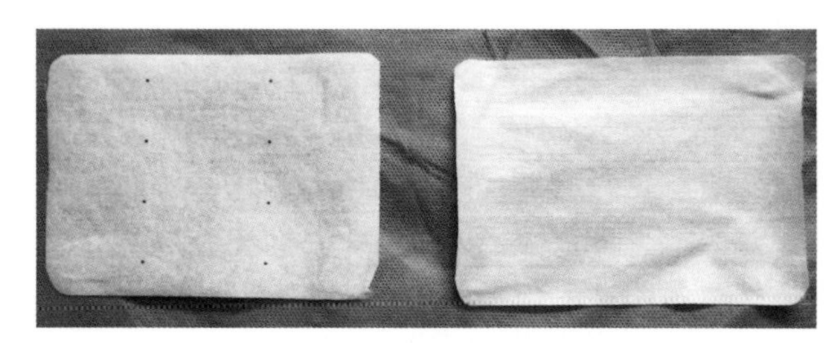

創傷側: 多孔ポリエステル加工　　表側: 内部の湿気を逃がす．外部からの水分や汚物の侵入を防ぐ

図 17 モイスキンシート®(非固着性創傷被覆材)

- 少量の軟膏で済む．

〈特徴: モイスキンシート®〉(図 17)

- 乾燥を防ぐ．
- 薄く柔らかいため，皮膚に密着しやすい．
- 創の大きさに応じて自由にカットし使用可能である．
- 浸出液が少ない場合に使用できる．
- 浸出液の量に応じて，セカンドドレッシングへの移行を促す．

● 洗浄方法

放射線治療開始時の洗浄方法とほぼ同様である．放射線皮膚炎が出現すると疼痛を訴える場合が多く，石鹸でも痛みを伴うことがある．その時はシャワーで流す，または生理食塩水で流すのみでも可とする．

> ※放射線皮膚炎 Grade 2〜3: 疼痛を伴い，出血や潰瘍が出現する場合がある．この状態になると患者は不安になり，スキンケアを自己判断で中断してしまう場合がある．感染しやすい時期であることを含めて説明し，処置を継続できるよう指導していく．

処置方法

・モイスキンパッド®(シート®)の交換は原則1日1回実施する. ただし浸出液の量によって数回交換する場合もある.

①使用物品

モイスキンパッド®(シート®), 固定する物(包帯やハンカチ), 使用する軟膏はジメチルイソプロピルアズレン(アズノール軟膏®), 絆創膏, 生理食塩水または弱酸性の石鹸

②保湿軟膏の塗布, 保護ドレッシング剤の貼付および固定方法(図18)

・モイスキンパッド®(シート®)は皮膚に固着しないため, 切り込み部分に包帯などを引っ掛ける, モイスキンパッド®(シート®)と包帯などを紙テープで留めるなどして皮膚への密着性を高める.

・放射線皮膚炎部位が, モイスキンパッド®(シート®)で覆われていれば, 外出時などには, スカーフや, タートルネックなどで包帯などが見えないよう覆うことも可能である(図19). 活動範囲を広げることにも繋がる, さらに固定をより安定させるなどの利点もある.

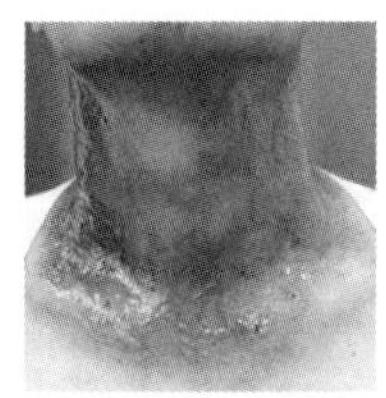

①皮膚炎部位にアズール軟膏を塗る: 大さじ1〜2の量

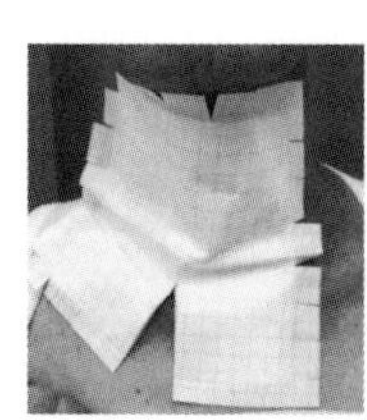

②皮膚炎の範囲に密着させるため, ある程度の切り込みを入れ貼付

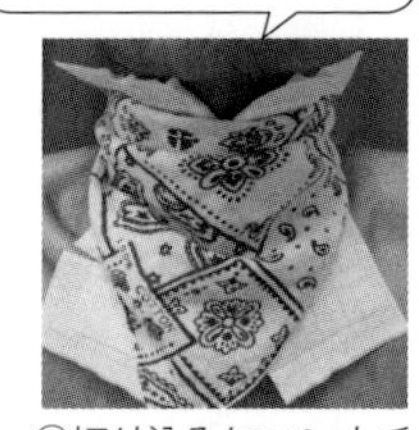

引っかけることで, モイスキンパッドのずれを防ぐ

③切り込みにハンカチを引っかけるようにして, 後ろで結ぶ

図18 処置手技の手順

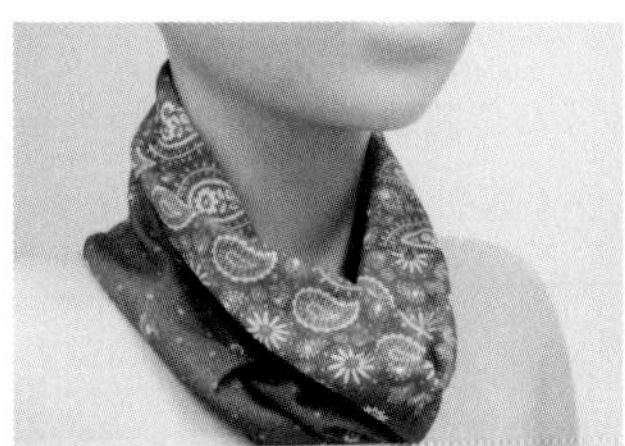
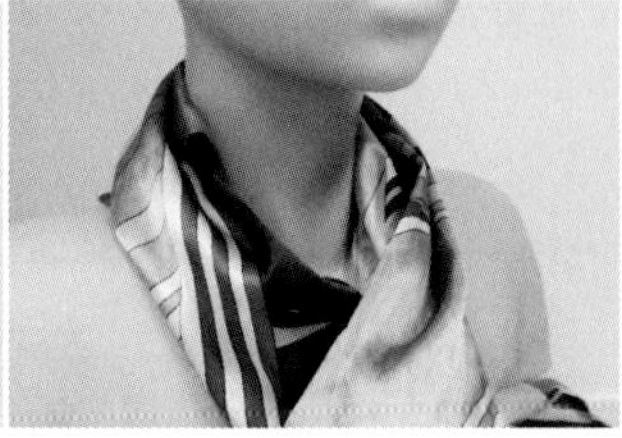

図19 モイスキンパッド®をスカーフで覆う

● **注意事項**

・皮膚の保清，保湿を保つよう指導する.
・皮膚のケアの必要性について説明する.
・(特に外来患者)治療を受けに来る時も必ず処置は実施する.
・絆創膏や湿布を放射線皮膚炎部位，その周辺に貼付しないように説明する.
・患者だけではなく，家族などの援助者への指導をする.
・放射線皮膚炎は，放射線治療終了後 1〜3 週間で治ることを説明する.
・皮膚の洗いかたは，皮膚炎処置終了後も発赤が消失するまで治療中と同様に実施するよるよう指導する.

▶皮膚炎処置終了後

● 基礎化粧品からファンデーション使用については，皮膚症状を確認しながら進めるよう指導する.

● 毛髪が生えそろうまで個人差もあるが，1 年以上かかるため，必要時かつらを紹介する.

● 皮膚炎部位にリコール現象(出現時期は数カ月〜数年，放射線治療後に使用された薬剤により放射線皮膚炎が再燃する)が起こることがある.

6 放射線皮膚炎管理のまとめ

放射線皮膚炎管理に重要な点を以下にまとめる.

- 継続的な観察
- 統一した処置の実施
- 放射線皮膚炎の変化に合わせた処置方法の評価・修正

加えて重要なことは，患者の日々の変化を医師，看護師，放射線治療技師をはじめ，他職種の医療従事者と情報共有し，対応していくことである.

看護師は医療者間のコミュニケーションの調整的役割をはたす機会が多いため，意見交換できる場を模索していくことが必要と考える.

7 最近の知見

放射線皮膚炎における看護師の介入において，看護スキルが大切であることが明らかとなっているが，ステロイド外用薬の上乗せ効果については,様々な議論がされている現状があった. 今回，J-SUPPORT-1602「化学放射線療法を受ける頭頸部がん患者における放射線皮膚炎に対する基本処置とステロイド外用薬を加えた処置に関するランダム化第Ⅲ相比較試験（TOPICS 試験）」により，ステロイド外用薬の予防的効果は得られなかったが，放射線皮膚炎 Grade 3 以上の重症な皮膚炎の発生頻度に対し効果がみられたと報告された[4].

今後ステロイド外用薬は，予防ではなく，重症化が心配された場合に使用されるであろう.

文　献

1) Zenda S, Ishii S, Kawashima M, et al. A dermatitis control program for head and neck cancer patients receiving radiotherapy-A prospective phase II study. Int J Clin Oncol. 2013; 18: Issue 2, 350-5.

2）嶺岸秀子，千崎美登子，近藤まゆみ，編著．ナーシング・プロフェッション・シリーズ 放射線治療を受けるがんサバイバーへの看護ケア．東京：医歯薬出版；2011. p.42-52.
3）井上俊彦，山下　孝，齋藤康子，編．がん放射線治療と看護の実践〜部位別でわかりやすい！最新治療と有害事象ケア．東京：金原出版；2011. p.220-3.
4）Yokota T, Zenda S, Ota I, et al. 931P-Topical steroid versus placebo for the prevention of radiation dermatitis in head and neck cancer patients receiving chemoradiotherapy: A phase III, randomized, double-blinded trial: J-SUPPORT 1602（TOPICS）. Ann Oncol. 2020; 31（suppl_4）: S599-S628.

〈石井しのぶ，全田貞幹〉

4 栄養管理

1 はじめに

がん治療と栄養については，その重要性を誰しもが認めるところである．がん患者では全身性の炎症反応が背景に存在するため，急速に筋蛋白の崩壊が進む．したがって，がん性悪液質を呈している患者の栄養状態を栄養投与だけで正常状態に回復させることは難しい．しかし，がん患者の低栄養はがん性悪液質のみが原因ではなく，化学療法や放射線療法などのがん治療によって生じる摂食障害や栄養を無視した患者管理も大きな原因となっている．こうした医原性の低栄養を予防する必要がある．

2 治療開始時における栄養状態の評価

一般的な身体構成成分は，骨格筋 35%，脂肪組織 25%，細胞外液 15%，皮膚・骨 15%，血漿蛋白 5%，臓器蛋白 5%とされる．頭頸部がん患者では 65〜75%の頻度で栄養障害が出現するとされるが，これは粘膜炎や嚥下困難，摂食時痛のために十分量の食物を摂らず，栄養摂取不良となっているためと考えられる．こうしたことより治療開始時の栄養スクリーニングはきわめて重要である．とりわけ，直近 1 カ月で 5%以上または半年で 10%以上の体重減少を認めた症例では，積極的な栄養管理の介入が必要である．

- **主観的包括的評価（subjective global assessment: SGA）**：
  病歴の聴取（体重変化，食事内容の変化，食事摂取量の変化，浮腫，食欲不振，嘔気・嘔吐，下痢，慢性疾患の有無）および身体診察（黄疸，浮腫，腹水，皮下脂肪および筋肉量の減少）により，栄養状態を正常，軽度栄養障害，高度栄養障害に分類する．

- **客観的栄養評価(objective data assessment: ODA)**：
身体計測，血液・生化学的検査(アルブミン，急性期蛋白)(表 20)，免疫能検査(総リンパ球数)(表 20)，機能検査(握力，呼吸機能など)からなる.
- **Inflammation-based prognostic score (Glasgow prognostic score: GPS)** (表 21)：
炎症反応のマーカーである CRP と栄養指標である血清アルブミン値をもとに栄養状態を鑑別している．GPS はがんに共通した予後因子であると考えられている.

表 20 客観的栄養評価(objective data assessment: ODA)

	正常	軽度低栄養	中等度低栄養	高度低栄養
アルブミン(g/dL)	3.5 以上	3.1〜3.4	2.1〜3.0	2.0 以下
プレアルブミン(mg/dL)	16〜40	11〜15	6〜10	5 以下
トランスフェリン(mg/dL)	201〜400	151〜200	101〜150	100 以下
総リンパ球数(/μL)	1500〜4000	1200〜1500 未満	800〜1200 未満	800 未満

表 21 Inflammation-based prognostic score (GPS)

	CRP (mg/L)	血清アルブミン値 (g/dL)	評価
GPS	≦1.0	≧3.5	Score 0(正常)
	≦1.0	<3.5	Score 1(低栄養)
	>1.0	≧3.5	Score 1(がん悪液質予備群)
	>1.0	<3.5	Score 2(がん悪液質)
三木の GPS	<0.5	>3.5	A(健常人パターン)
	<0.5	≦3.5	B(飢餓パターン)
	≧0.5	>3.5	C(前悪液質パターン)
	≧0.5	≦3.5	D(悪液質パターン)

3 化学放射線療法(CRT)での栄養管理における問題点

- **咽頭粘膜炎(Grade 3 以上が 45%)**：ほぼ全例が摂食時痛を生じ経口摂取不良となる．このため，適切な疼痛管理は重要である．
- **体重減少(約半数で 10%以上の体重減少を呈する)**：治療症例は原則として栄養障害の高リスク群とみなす．20%以上の体重減少を生じた症例では治療中の合併症の増加や予後の低下が示されている[1].

4 栄養投与経路の選択

十分な疼痛管理を行っても嚥下時痛の完全な制御は困難であり，経口摂取が不可となる例も少なくない．そのため，ほとんどの頭頸部がん CRT 症例では非経口的な栄養摂取経路が必要となる．この場合，経静脈栄養ではなく可能な限り経腸栄養を行うことが推奨される[2].

- **中心静脈カテーテル(central venous catheter: CVC)**：
  - 高カロリー輸液(total parenteral nutrition: TPN)は化学療法に伴う好中球減少時にカテーテル関連感染症のリスクを高めるため，安易な施行は避けるべきである．
  - CVC の主要穿刺ルートである内頸静脈は照射野となることから使用できない．また大腿静脈も深部静脈血栓症やカテーテル関連感染症のリスクが大きいことから推奨されない．
  - 上腕などの末梢静脈から CVC を挿入する末梢挿入中心静脈カテーテル(peripheral inserted central venous catheter: PICC)は重篤な穿刺時合併症がほとんどなく有用な手法である．
- **経鼻胃管**：長期留置にて口腔咽頭の細菌数の増加をもたらし，胃・食道逆流や誤嚥のリスクを高めることに十分な注意を要する.

- **経皮的内視鏡下胃瘻造設術(percutaneous endoscopic gastrostomy: PEG)**:
  - ・咽頭粘膜炎による経口摂取困難となってからの胃瘻造設は多大な苦痛をもたらし，合併症による治療の休止や中断の懸念があることから，造設時期はCRT前が推奨される.
  - ・PEGはpush/pull法とintroducer/direct法に大別されるが，push/pull法では胃瘻チューブが口腔・咽頭の腫瘍部を通過し，約1%で腫瘍の腹壁播種が生じる．このため頭頸部がん患者に対する胃瘻造設においてpush/pull法は禁忌である.
  - ・経腸的栄養摂取やオピオイドを含む投薬が継続可能となるなど数多くの利点があるが，胃瘻造設に伴う有害事象の可能性や医療コストの増大などの点で否定的な意見もある．PEG造設により照射後の嚥下障害が遷延する心配があるが，未だその是非について結論は得られていない[3].

5 投与熱量の設定

- **必要カロリーの算出**:

基礎代謝量 (Harris Benedict 式)	×	活動係数 1.2〜1.5	×	ストレス係数 1.2

〈Harris Benedict 式〉

男性 ［BEE＝66.47＋13.75W＋5.0H－6.76A］

女性 ［BEE＝655.1＋9.56W＋1.85H－4.68A］

〔W: 体重(kg)，H: 身長(cm)，A: 年齢(年)〕

- **経腸栄養剤投与時の注意点**:
  - ・算出された熱量は一般に大きな値(1500〜2000kcal超)となり，今まで高齢者や消化管疾患患者に対して用いられてきた経腸栄養や胃瘻管理のノウハウが通用しない.

・胃・食道逆流よりも下痢が問題となることが多く，十分量が投与しづらい．そのため等浸透圧に近く，乳糖を含まず，食物繊維が含まれる製剤が望ましい．
・化学療法に伴う嘔気のために経腸栄養が困難な場合も多い．この場合，熱量充足率や体重変化を注視して適宜末梢静脈栄養（peripheral parenteral nutrition: PPN）を併用する．
・長期間経腸栄養剤のみで管理せざるを得ない場合は，微量元素が十分含まれているか確認する．特に亜鉛は欠乏により粘膜炎が増悪することがあるので注意を要する．

6 治療後の栄養管理での問題点

通常，頭頸部がん患者は消化管機能が正常であり，退院後生活での栄養管理は経口摂取の可否がポイントとなる．CRT 施行後に経口摂取を妨げるものとして，味覚障害や口腔乾燥症，嚥下障害があげられる．

- **味覚異常**: 化学放射線治療後の 76％の患者に生じるとされ，甘味，酸味，苦味および塩味の鋭敏さが低下する．多くの場合，放射線療法終了後 2〜3 カ月で回復する[4]．
- **口腔乾燥症**: 唾液腺機能低下や口腔乾燥症は長期にわたって患者を悩ませ，治療後 2 年を経過しても 85％の患者が症状を訴えており，患者の QOL にきわめて重大な影響を及ぼしている[5]．人工唾液の使用や飲料水の携行などの対応がとられているが，満足のいくものではない．
- **嚥下障害**: 治療後長期にわたる嚥下障害は約 40％に生じている[6]．これは照射部位の血流障害による筋組織の線維化や照射後の浮腫により，嚥下反射の遅延や嚥下運動の低下によるものと考えられている．早期からの嚥下訓練や治療中の継続した経口摂取などが提言されている．

文　献

1) Capuano G, Grosso A, Gentile PC, et al. Influence of weight loss on outcomes in patients with head and neck cancer undergoing concomitant chemoradiotherapy. Head Neck. 2008; 30: 503-8.
2) Arends J, Bodoky G, Bozzetti F, et al. ESPEN guidelines on enteral nutrition: non-surgical oncology. Clin Nutr. 2006; 25: 245-59.
3) Nugent B, Lewis S, O'Sullivan JM, et al. Enteral feeding methods for nutritional management in patients with head and neck cancers being treated with radiotherapy and/or chemotherapy. Cochrane Database Syst Rev. 2013; 31: CD007904.
4) Hovan AJ, Williams PM, Stevenson-Moore P, et al. A systematic review of dysgeusia induced by cancer therapies. Support Care Cancer. 2010; 18: 1081-7.
5) Jensen SB, Pedersen AM, Vissink A, et al. A systematic review of salivary gland hypofunction and xerostomia induced by cancer therapies: prevalence, severity and impact on quality of life. Support Care Cancer. 2010; 18: 1039-60.
6) Caudell JJ, Schaner PE, Meredith RF, et al. Factors associated with long-term dysphagia after definitive radiotherapy for locally advanced head-and-neck cancer. Int J Radiat Oncol Biol Phys. 2009; 73: 410-5.

〈松浦一登〉

5 胃瘻

1 はじめに

栄養補給の経路は主に経口，経腸，経静脈の 3 つに大別され，咀嚼・嚥下・腸管機能に問題がなければ経口摂取が選択される．頭頸部がんにおいては，腫瘍自体の影響のみならず，化学放射線療法(CRT)の副作用である口腔・咽頭粘膜炎，口腔内乾燥，味覚障害，嚥下障害などが高率に生じ，何らかの栄養補給を必要とする状態が高率に引き起こされるため，栄養管理とその補給路の確保は重要な検討事項の一つである．

2 栄養補給路の選択

栄養補給路の選択については，ガイドラインが示す図 20 の

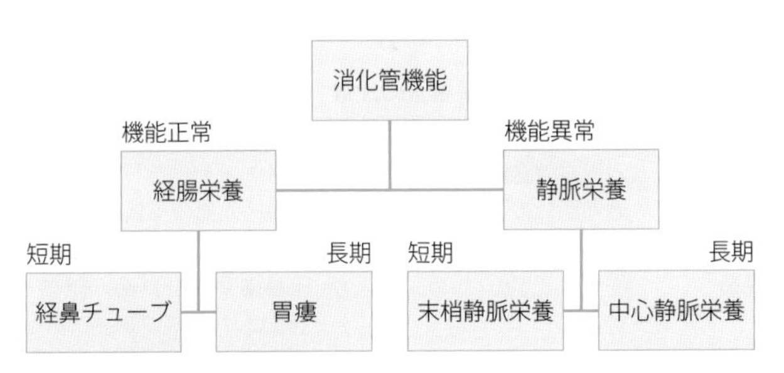

図 20 栄養補給路の選択

〈栄養法の選択基準〉

栄養評価を行い，消化管機能の有無を確認

消化管機能が機能している場合→経腸栄養法の適応

消化管機能が機能していないまたは傷害がある場合→静脈栄養法の適応

経鼻チューブ / 胃瘻または腸瘻の選択基準

栄養投与期間が短期の場合(4 週間以内)→経鼻チューブの適応

栄養投与期間が長期の場合(4 週間以上)→胃瘻または腸瘻の適応

〔ASPEN ガイドライン，JPEN J Parenter Enteral Nutr. 2002; 26 (1 Suppl): 1SA-138SA. 一部改変〕

ように選択することが勧められる．経静脈栄養法は，腸管粘膜の萎縮，bacterialtranslocation（細菌や細菌が産生するエンドトキシンが腸管壁を透過する現象），腸管蠕動運動の異常，感染症合併などのリスクがあるため，腸管機能に問題がある場合を除き，経腸栄養法を選択すべきである．

3 胃瘻と経鼻胃管

経腸栄養法には，表 22 に示すような利点と欠点を有する経鼻，胃瘻の 2 つがあるが，どちらがより優れているかについての結論は出ていない．現時点では，ガイドラインおよび CRT に伴う副作用の発生頻度と期間などから，胃瘻造設がより望ましいと考えられるが，栄養補給路を必要とする期間（4〜6 週間以上），治療前の栄養状態，合併症，原発部位，病変の広がり，患者理解度などを考慮し，個々の症例に応じて決定すべきである．

表 22 胃瘻栄養法と経鼻栄養法の比較

	胃瘻栄養法	経鼻栄養法
手技	内視鏡検査および手術手技	容易
感覚	通過部位の不快感	胃瘻挿入部の不快感
管理	外来管理が可能	入院管理が必要
構造	径が太く短いため，注入が容易	径が細く長いため，詰まりやすい
費用	高額	低額
合併症	瘻孔周囲炎，不良肉芽 腹膜炎	固定・通過部位の粘膜障害・潰瘍 誤挿入

4 造設時期

胃瘻栄養法を選択した場合の造設時期（予防的，待機的）について，一定の見解は得られていない．予防的胃瘻造設は，体重の維持，治療開始前の栄養状態の維持・改善，QOL の改善，毒性による治療中断の回避，治療完遂率の向上，入院期間の短縮につながるとの報告が多数ある．一方で，待機的胃瘻造設は胃瘻栄養への依存期間が短く，体重減少率，生存率において予防的胃瘻造設との差はなく，これを勧める報告もある．しかし，待機的の場合，治療合併症（口腔咽頭粘膜炎など），造設時合併症（腹膜炎など）による RT 休止の危険性が高くなるとの意見もある．個々の症例の栄養状態の経過，照射範囲などを考慮し，NST を交えた検討が必要である．

5 胃瘻の問題点

胃瘻造設時合併症が懸念されるが，熟練した術者が適切な症例選択を行うことにより，重篤な合併症のリスクはきわめて低頻度であることが報告されている．また，胃瘻を用いることで，嚥下運動を行う機会が減少し，治療終了後の嚥下機能の低下や下咽頭・頸部食道の狭窄を生じるリスクが高まるとの意見もあるが，治療期間中の胃瘻からの栄養補給と経口摂取の併用，適切なリハビリテーションなどを行うことでそのリスクを低減できるとの報告もあり，早期からの適切な介入により，機能の維持も可能であると考えられている．

文　献

1) ASPEN Board of Directors and the Clinical Guidelines Task Force. Guidelines for the use of parenteral and enteral nutrition in adult and pediatric patients. JPEN J Parenter Enteral Nutr. 2002; 26: 144.
2) Nugent B, Lewis S, O'Sullivan JM, et al. Enteral feeding methods for nutritional management in patients with head and neck cancers being treated with radiotherapy and/or chemotherapy. Cochrane Database Syst Rev. 2013 Jan 31; (1): CD007904

〈岡野　晋〉

6 嚥下リハビリテーション

1 はじめに

頭頸部領域への放射線や化学療法により嚥下障害が出現する機序については，口腔乾燥による咽頭への送り込み不良，舌根部と咽頭後壁との接触不良，喉頭や舌骨挙上運動の減弱，咽頭残留の増加，食道入口部(輪状咽頭筋)の開大不全，遅発症状として，口腔乾燥や筋の線維化などが原因としてあげられる[1]．嚥下障害の出現する頻度は20.6[2]～79％[3]，治療終了1年後の胃瘻依存は3.3[2]～44％[4]と報告されており，治療前から嚥下障害がない状態であっても，予防的に積極的な筋力アップの嚥下リハビリテーションを行うことが望まれる．

治療前から嚥下リハビリテーションを行うことの有用性については欧米より多数の報告があり，治療前から嚥下リハビリテーションを開始した方が治療後に開始する場合より治療後の嚥下機能は改善すると言われている[4]．頭頸部癌診療ガイドライン[5]やがんのリハビリテーションガイドライン[6]においても，放射線療法中・後の患者に対して摂食嚥下療法を行うことが推奨されている．しかし，患者にとって嚥下障害が出現していない状態では嚥下リハビリテーションの必要性を認識しにくい．リハビリテーションにあたっては，治療前から嚥下障害の出現や副作用，嚥下リハビリテーションの実際について説明を行いながら，訓練を進めていくことが大切である[7]．実際，治療の後半では疼痛や嚥下障害，倦怠感の出現している状況でリハビリテーションを行うのは困難なことが多く，状況に応じて，リハビリテーションを中断する場合もある．口腔内の状態や摂取状況を観察し，バイタルサインや体重，血液検査データに注意しつつ，食事形態や補助栄養などの助言を行っていく．

2 嚥下機能評価

放射線療法や化学放射線療法の治療中や治療後は，摂食嚥下機能が一時的に悪化することもある．状況に応じて適宜，嚥下機能評価を行い，リハビリテーションの内容を変更する．患者自身が摂食嚥下機能の低下を自覚していないことも多く，Nguyen らの報告では嚥下造影検査では，36％に不顕性誤嚥を認め，39％に誤嚥の危険があり食事形態を考慮する必要があったという[8]．適切な管理を行わないと不顕性誤嚥から肺炎を発症する危険があり，術後症例と同様に，嚥下造影検査や嚥下内視鏡検査により，治療中・後の摂食嚥下機能を評価し，食事形態やリハビリテーションの指導法を検討する．

嚥下造影検査は日常臨床でルーチンに行うには患者・医師双方の負担が大きいが，不顕性誤嚥や化学放射線療法により影響を受けた咽喉頭の動きを評価するにはきわめて有用であり，嚥下内視鏡検査と併用して行うのが望ましい．兵頭らによる嚥下内視鏡検査のスコア評価基準[9]は唾液貯留，咳反射，嚥下反射，咽頭クリアランスの 4 項目について点数をつける簡便かつ信頼性のある評価法であり，病棟ですぐに実施できる．問題がなければ 0 点であり，4〜5 点以下であれば経口摂取自立可能と考え，9〜10 点以上であれば経口摂取困難と考え対応する．腫瘍に対する治療効果，気道や食物路の狭窄の程度，声帯の可動性や粘膜炎の状態を詳細に観察する．粘膜に偽膜を形成している症例では，見た目以上に知覚低下を伴っていることが少なくない．適宜，着色水を使って誤嚥の有無を確認する．頭頸部癌診療ガイドライン(2018 年版)[5]に掲載されている嚥下機能評価基準(MTF スコア)[10]は元々術後評価基準として作成されたものだが，化学放射線療法を受ける患者にも使用したい．

3 嚥下リハビリテーションプログラム

嚥下に関与する筋力アップの嚥下リハビリテーションとして，舌の抵抗運動，舌突出嚥下，努力嚥下，Mendelsohn 法，Shaker 法などが報告されている[4)]．Carnaby-Mann らは，化学放射線療法中の筋力や嚥下機能の維持目的に予防嚥下訓練として裏声発声，舌の抵抗運動，努力嚥下，開口訓練などを組み合わせた "Pharyngocise" を提唱している[11)]．

▶間接的嚥下訓練

- **舌の抵抗運動**: 舌の筋力アップを目的に，舌を前，上，左，右の 4 方向に動かしながら，舌圧子で舌を押す抵抗運動を行う．それぞれ 5 秒間保持するようにする．
- **舌突出嚥下**: 舌を前に突出したまま，空嚥下を行う．舌を突出すると舌根部が前方に移動するので，その状態で嚥下すると咽頭後壁の運動が代償的に強化される．
- **努力嚥下**: 強く飲み込むように指示して，嚥下を意識することで筋力アップをはかる．
- **Mendelsohn 法**: 喉頭と舌骨を挙上位に保つことで，機械的に輪状咽頭筋の開大時間を延長させる．喉頭挙上の強化にもなる．「ゴクンと飲み込んで，のど仏が 1 番高いところで止めてください.」と指示する．自主訓練時には，「ゴクンと飲み込んだ後に息を 5 秒間止めてください.」と指導して，喉頭挙上を意識するようにしている．
- **Shaker 法**: 舌骨上筋群の筋力強化を行い，喉頭の前上方運動を改善して輪状咽頭筋を開きやすくする．仰臥位で肩を床につけたまま，つま先が見えるところまで頭部を挙上する．「1 分間挙上位を保持した後，1 分間休む」これを 3 回繰り返す．同じく仰臥位で頭部の上げ下げを 30 回連続して繰り返す．これらを 1 日 3 回，6 週間続けるのが原法であるが，本邦の患者や高齢者，術後の患者では負荷が大きすぎるため，以下の変法を指導することもある.

- **頸部等尺性収縮手技**: オトガイを本人の両手で固定し保持するとともに，顎を力強く引くように指示する[12]. この手技を1日3食の食事前に5秒間，10回繰り返す.
- **裏声発声**: 喉頭周囲の筋を自発的に動かすことで筋力をアップさせて喉頭挙上範囲を拡大させる. できるだけ高い声を発声し，最も高い声で発声できたところで数秒間持続する.
- **開口訓練**: 治療による運動障害や瘢痕，線維化を予防する. 上下顎中切歯切縁間距離をノギスで計測し3cm以内であれば開口障害を疑う. 訓練前後に計測することで患者の訓練意欲を向上させる. まず開口ストレッチを行う. 口を開ける，下顎を前に出す，下顎を左右に動かすなどを繰り返す. 続いて，開口訓練器を上下臼歯部間に挿入し～開口させる. 開口訓練器を上下臼歯部間に挿入し，ネジを回して強制的に開口させる. 開口訓練器の挿入部位に痛くないようにゴムを巻くように工夫する. 無歯顎の場合や開口訓練器が使えない場合は，舌圧子を重ねて輪ゴムで止めて使用し，開口範囲が拡がれば，その間からさらに舌圧子を挿入する. 口腔粘膜炎の出現にて開口訓練器や舌圧子の使用が困難な場合には，徒手的に開くように努める. 食前に開口訓練を行うようにすすめる.

▶直接的嚥下訓練

- **息こらえ嚥下**: 食べ物を口に入れたら，鼻から大きく息を吸って，しっかり止め，食べ物を飲み込んでから息を勢いよく吐き出す.
- **横向き嚥下**: 障害側に頸部回旋することで反対側の梨状窩が広がり，食塊は通過しやすくなる. 下咽頭において通過障害がある場合は，障害側を向いて嚥下する.
- **複数回嚥下**: 一口につき何回も空嚥下することで，咽頭残留の除去につながる.
- **交互嚥下**: 少量の水分またはとろみ水などと主食や副食など

性質の違う食物を交互に嚥下することで咽頭残留の除去につながる．

- **一口量の制限**：一口量は多すぎると誤嚥しやすいので，少なめに調整する．スプーンを小さくするなどの工夫も必要である．
- **増粘剤の使用**：嚥下反射惹起遅延があり水分でむせる患者には，増粘剤で粘性をつける．とろみの濃度は1%（100ccの水にとろみ剤1gを混ぜる）や，0.5%（200ccの水にとろみ剤1gを混ぜる）などに調整する．

4 頭頸部がん患者におけるリハビリテーションの診療報酬

2010年度より診療報酬で「がん患者リハビリテーション料」の算定が認められるようになった．20分以上個別に実施すれば205点算定可能である．また，看護師らも摂食機能障害を有する患者に対して30分以上行った場合に，摂食機能療法として185点が算定できる．治療前や治療中からの嚥下リハビリテーションが今後一層積極的にされることが望まれる．

文献

1）Mittal BB, Pauloski BR, Haraf DJ, et al. Swallowing dysfunction-preventative and rehabilitation strategies in patients with head-and-neck cancers treated with surgery, radiotherapy, and chemotherapy: a critical review. Int J Radiat Oncol Biol Phys. 2003; 57: 1219-30.
2）Nakahara R, Kodaira T, Furutani K, et al. Treatment outcomes of definitive chemoradiotherapy for patients with hypopharyngeal cancer. J Radiat Res. 2012; 53: 906-15.
3）Rinkel RN, Verdonck-de Leeuw IM, et al. Prevalence of swallowing and speech problems in daily life after chemoradiation for head and neck cancer based on cut-off scores of the patient-reported outcome measures SWAL-QOL and SHI. Eur Arch Otorhinolaryngol. 2016; 273: 1849-55.
4）Carroll WR, Locher JL, Canon CL, et al. Pretreatment swallowing exercises improve swallow function after chemoradiation. Laryngoscope. 2008; 118: 39-43.

5) 日本頭頸部癌学会，編．頭頸部癌診療ガイドライン 2018 年版．東京：金原出版；2019.
6) 日本リハビリテーション医学会，がんのリハビリテーションガイドライン策定委員会，編．がんのリハビリテーションガイドライン第 2 版．東京：金原出版；2019. p.64-9.
7) 高橋美貴．頭頸部癌の嚥下障害リハビリテーション．耳喉頭頸．2016; 88: 312-6.
8) Nguyen NP, Moltz CC, Frank C, et al. Dysphagia following chemoradiation for locally advanced head and neck cancer. Ann Oncol. 2004; 15: 383-8.
9) 兵頭政光，西窪加緒里，弘瀬かほり．嚥下内視鏡検査におけるスコア評価基準(試案)の作成とその臨床的意義．日耳鼻．2010; 113: 670-8.
10) 藤本保志，松浦秀博，川端一喜．口腔・中咽頭がん術後嚥下機能の評価―嚥下機能評価基準(Swallowing Ability Scale)の妥当性について―．日耳鼻．1997; 100: 1401-7.
11) Carnaby-Mann G, Crary MA, Schmalfuss I, et al. "Pharyngocise": randomized controlled trial of preventative exercises to maintain muscle structure and swallowing function during head-and-neck chemoradiotherapy. Int J Radiat Oncol Biol Phys. 2012; 83: 210-9.
12) 岩田義弘，寺島万成，長島圭士郎，他．高齢者に対する頸部等尺性収縮手技(chin push-pull maneuver)による嚥下訓練．日耳鼻．2010; 56(補 2): S195-201.

〈高橋美貴，丹生健一〉

Column 高齢者におけるがん薬物療法

日本頭頸部癌学会による頭頸部悪性腫瘍全国登録の報告書を参照すると，2017 年度は初診患者の 78%が 60 歳以上であり，46%が 70 歳以上である．高齢がん患者数の増加と，薬物療法の治療効果の改善による治療対象の拡大により，高齢者に対するがん薬物療法の治療機会が増加している．一方で，高齢者を対象とした頭頸部がん薬物療法の臨床試験は少なくエビデンスに乏しい．治療成績は大規模臨床試験のサブグループ解析が参考となるが[1]，臨床試験に参加した高齢者は健康で選ばれた集団であり，実臨床では臨床試験の結果をそのまま適応できないことも多い．実際の高齢がん患者の治療選択では，高齢者のもつ意思決定の困難さと予備能の低下により，特段の配慮を要する．

治療方針の決定は患者本人の意思を尊重する．認知機能の低下により意思決定の困難な患者には本人がみずから意思決定できるように支援を行う[2]．高齢者に対するがん薬物療法は，暦年齢で一律な治療を施行するのではなく，高齢者を多様性にとんだ集団として個々に最適な治療を選択する．高齢者は予備能が低下しており，薬物療法の適応は performance status や臓器機能だけでなく，高齢者機能評価（GA）を行い判断する[3]．GA は，身体機能（ADL や手段的 ADL），併存症，認知機能，精神機能，支援体制，栄養状態，老年症候群の 7 つのドメインからなる．すべてを施行すると 30 分から 1 時間程度を要すこともあり，実臨床では G 8 や VES-13 などのスクリーニングツールが頻用される．GA により高齢がん患者を，元気な非高齢者と同じ標準治療を受けることができる患者 “fit patients” とそれができない患者 “unfit patients”，さらに，unfit patients は減量治療が可能な患者 “vulnerable patients” と主に緩和治療

JCOPY 498-02288

が適応となる患者 "frail patients" に分類する．この評価と患者自身の価値観に基づいて，治療方針を総合的に決定する．治療の際には，GA の評価に基づいた多職種チームによる介入を行うことが有害事象を減らし，満足度の高い治療につながる．

文　献

1) 伊東和恵，岡野　晋，田原　信．高齢の頭頸部がん患者に対する標準的薬物療法の治療成績はどうか？．In: 日本がんサポーティブケア学会，編．高齢者がん医療 Q & A 臓器別編．1 版．東京: 金原出版; 2020．p.28-9.
2) 厚生労働省．認知症の人の日常生活・社会生活における 意思決定支援ガイドライン．2018.
3) 南　博信，北川雄光，中西洋一，他．CQ 1　高齢がん患者において，高齢者機能評価の実施は，がん薬物療法の適応を判断する方法として推奨されるか？．In: 日本臨床腫瘍学会，日本癌治療学会，編．高齢者のがん薬物療法ガイドライン．第 1 版．東京: 南江堂; 2019. p.24-8.

〈伊東和恵〉

 頭頸部がんの QOL 評価

頭頸部がんに対して抗がん薬治療や放射線治療を行うと，嘔気/嘔吐・食欲低下・嚥下障害・粘膜炎などさまざまな副作用が起こるが，これは患者の quality of life（QOL）の低下にもつながる．治療により生存割合や機能温存割合を向上させることは最も重要であるが，頭頸部は発声・嚥下・味覚・嗅覚など患者の QOL と密接な臓器であるため，より良い QOL が維持できるように治療することも大切である．

QOL は，WHO の健康の定義にあるように，患者に限らず健常人も含めた，身体的・心理的・社会的観点など複数の要素を含んだ人の生活や生命の質全般を表す用語である．HR-QOL（health-related QOL）は QOL の中でも，疾患によって影響を受けたり，医療行為によって改善が期待できたりする領域に評価範囲を限定したものである．このため，がんの臨床試験において測定される QOL は，通常は HR-QOL である．HR-QOL は，医療者が介入せず患者自身が判定し，身体的・心理的・社会的な状態が評価される点が重要である．何故なら，HR-QOL の評価は患者自身の価値観と主観が大きく影響し，また，医療者は患者の症状を過小評価していることもあると報告されているからである．なお，このような患者自身が病気や治療などに関する評価を行うもので，その患者の評価に医師などの他の者が別の解釈を加えないアウトカム全般を patient reported outcome（PRO）とよぶ[1]．

がん治療の分野では，治療効果の判定は腫瘍の縮小や副作用の程度を医師が客観的に評価することで科学的根拠に基づく治療を患者に提供してきた．しかし，先述のように医師による副作用の過小評価は以前から指摘されており，実際に治療を受ける患者の意見・経験・嗜好なども反映した治療が求められてい

る．このためにも，適切に患者自身が治療における HR-QOL を評価できるようになることが重要で，これにより医療側だけでなく患者側の意見を反映した治療の提供につながる可能性がある．

HR-QOL の評価には，記入式質問票やツールが存在するが，健康な人にも何らかの疾患に罹患している患者にも使用することができる包括的尺度と，疾患特有の症状や訴えを反映する症状・疾患特異的尺度が使用される．包括的尺度としては，SF-36[2]，WHO-QOL，EQ-5D[3]が広く用いられ，症状特異的尺度である Visual Analog Scale（VAS）や Numeric Rating Scale（NRS）などは主に疼痛の評価に用いられる．がんの疾患特異的尺度として，欧州の European Organisation for Research and Treatment of Cancer Quality of Life Questionnaire（EORTC QLQ）[4]や米国の Functional Assessment of Cancer Therapy（FACT）[5]が臨床試験で多く用いられており，これらには一般的評価〔EOLTC QLQ-C30（30 項目），FACT-G（27 項目）〕と原発巣別などのような疾患特異的なモジュール〔頭頸部がんについては，EORTC QLQ-HN43（43 項目），FACT-H&N（12 項目）〕があり，研究目的に合致した評価項目を使用することが可能である．その評価法は，患者が回答した項目のスコア（項目により 2～7 段階）を規定の計算式を用いて評価するのであるが，質問と評価項目が 1 対 1 ではなく，ランダムに配置されている複数の質問に対する回答を総合して評価していることに注意が必要である．

また，国際共同研究にも対応できるよう，多言語に翻訳され，信頼性・妥当性が検証されているが，QOL 評価においては言語の違いだけでなく文化や宗教などの社会的背景が大きく影響するため，翻訳のみ行われた質問票がすべての国で正確に QOL の評価ができるかという問題がある．このため，頭頸部がんの領域では，EORTC Quality life group（EORT-QOLG）に日本人研究者が参加し，評価表の作成初期段階から関与することで，ただ日本語に翻訳するだけでなく，日本人のがん患者が抱える症状や気がかりも反映された質問票が作成されている[6,7].

臨床試験においてQOL調査による評価を用いることの問題点は，どのくらいの差をもって意義のある差とするか（MID: minimally important difference）ということや，オープンラベルの試験では患者自身が治療群に割り付けられていることを認識しているためバイアスが生じてしまうことなどがあげられる．さらに，病状が悪化した場合は質問票の回収が困難になることが多く，そのため状態が良い患者における評価の割合が多くなってしまい，正確な評価が困難になることがある．

すでにPROを副次的評価項目として設定した抗がん薬の臨床試験の結果が報告され，新薬が製造販売されているが，その添付文書にはPRO/QOL評価の結果についても記載されている．腫瘍縮小などの客観的評価だけでなく，患者の臓器機能や全身状態に加え，価値観も尊重することで，個々の患者に応じた治療方針の決定に役立つものと思われる．

今後は本邦のがん治療および支持療法においても，PRO/QOLが主要評価項目となる臨床試験の実施が期待されるが，試験開始前にどのような仮説に基づきPRO/QOLを評価するのか，適切に評価できる調査票の選択，評価の間隔，欠測値の取り扱いなどについて入念に検討することが，得られた結果を臨床の場に還元するために重要である．

なお，臨床試験におけるPRO/QOL評価の詳細は，JCOG PRO/QOL研究ポリシーも是非参照されたい（http://www.jcog.jp/basic/policy/A_020_0010_30.pdf）．

文　献

1) Guidance for Industry Patient-Reported Outcome Measures: Use in Medical Product Development to Support Labeling Claims. In: U.S. Department of Health and Human Services Food and Drug Administration, ed.; 2009.
2) Ware JE Jr, Sherbourne CD. The MOS 36-item short-form health survey (SF-36). I. Conceptual framework and item selection. Med Care. 1992; 30: 473-83.
3) Rabin R, de Charro F. EQ-5D: a measure of health status from the EuroQol Group. Ann Med. 2001; 33: 337-43.
4) Aaronson NK, Ahmedzai S, Bergman B, et al. The European Organization for Research and Treatment of Cancer QLQ-C30: a quality-of-life instrument for use in international clinical trials in oncology. J Natl Cancer Inst. 1993; 85: 365-76.
5) Cella DF, Tulsky DS, Gray G, et al. The Functional Assessment of Cancer Therapy scale: development and validation of the general measure. J Clin Oncol. 1993; 11: 570-9.
6) Singer S, Amdal CD, Hammerlid E et al. Head Neck. 2019; 41: 1725-37.
7) Singer S, Jordan S, Locati LD, et al. The EORTC module for quality of life in patients with thyroid cancer: phase III. Endocr Relat Cancer. 2017; 24: 197-207.

〈清田尚臣〉

III

第 IV 部

付　録

1 TNM 分類

1 大原則

T 因子(全亜部位共通)

TX	原発腫瘍の評価が不可能
T0	原発腫瘍を認めない*
Tis	上皮内(*in situ*)がん

*筆者注: T0 は上咽頭がん，p16 陽性中咽頭がん，大唾液腺のみ取り扱いあり.

N 因子(口唇および口腔, 鼻腔および副鼻腔, p16 陰性中咽頭, 下咽頭，喉頭，大唾液腺，原発不明頸腫)

NX	領域リンパ節の評価が不可能
N0	領域リンパ節転移なし
N1	同側単発≦3 cm 以下 かつ 節外浸潤なし
N2a	3 cm<同側単発≦6 cm かつ 節外浸潤なし
N2b	同側多発≦6 cm かつ 節外浸潤なし
N2c	両側または対側≦6 cm かつ 節外浸潤なし
N3a	最大径>6 cm かつ 節外浸潤なし
N3b	単発または多発 かつ 臨床的節外浸潤*あり

*皮膚浸潤か，下層の筋肉もしくは隣接構造に強い固着や結合を示す南部組織の浸潤がある場合，または神経浸潤の臨床的症状がある場合は，臨床的節外浸潤として分類する.
正中リンパ節は同側リンパ節として扱う.

M 因子(全亜部位共通)

M0	遠隔転移なし
M1	遠隔転移あり

病期分類(口唇および口腔，鼻腔および副鼻腔，p16 陰性中咽頭，下咽頭，喉頭，大唾液腺，原発不明頸腫)

病期	T	N	M
0	Tis	N0	M0
I	T1	N0	M0
II	T2	N0	M0
III	T3	N0	M0
	T1-3	N1	M0
IVA	T4a	N0-1	M0
	T1-4a	N2	M0
IVB	Any T	N3	M0
	T4b	Any N	M0
IVC	Any T	Any N	M1

2 口唇および口腔

● T 因子

T1	最大径≦2 cm かつ 深達度≦5 mm
T2	最大径≦2 cm かつ 深達度>5 mm または 2 cm<最大径≦4 cm かつ 深達度≦10 mm
T3	2 cm<最大径≦4 cm かつ 深達度>10 mm または 最大径>4 cm かつ 深達度≦10 mm
T4a	(口唇) 下顎骨皮質を貫通，下歯槽神経，口腔底，オトガイ部または外鼻の皮膚に浸潤 (口腔) 最大径>4 cm かつ深達度>10 mm，または下顎骨皮質を貫通，下歯槽神経，口腔底，オトガイ部または外鼻の皮膚に浸潤
T4b	咀嚼筋間隙，翼状突起，頭蓋底に浸潤，または内頸動脈を全周性に取り囲む

IV

3 鼻腔および副鼻腔

● T 因子

上顎洞

T1	上顎洞粘膜に限局，骨吸収または骨破壊を認めない
T2	骨吸収または骨破壊のある，硬口蓋および / または中鼻道に進展する腫瘍を含むが，上顎洞後壁および翼状突起に進展する腫瘍を除く
T3	次のいずれかに浸潤：上顎洞後壁の骨，皮下組織，眼窩底または眼窩内側壁，翼突窩，篩骨洞
T4a	次のいずれかに浸潤：眼窩内容前部，頬部皮膚，翼状突起，側頭下窩，篩板，蝶形洞，前頭洞
T4b	次のいずれかに浸潤：眼窩尖端，硬膜，脳，中頭蓋窩，三叉神経第二枝 (V2) 以外の脳神経，上咽頭，斜台

鼻腔および篩骨洞

T1	骨浸潤の有無に関係なく，鼻腔または篩骨洞の 1 亜部位に限局
T2	骨浸潤の有無に関係なく，鼻腔もしくは篩骨洞の 2 つの亜部位に浸潤，または鼻腔および篩骨洞の両方に浸潤
T3	次のいずれかに浸潤：眼窩内側壁または眼窩底，上顎洞，口蓋，篩板
T4a	次のいずれかに浸潤：眼窩内容前部，外鼻の皮膚，頬部皮膚，前頭蓋窩 (軽度進展)，翼状突起，蝶形洞，前頭洞
T4b	次のいずれかに浸潤：眼窩尖端，硬膜，脳，中頭蓋窩，三叉神経第二枝 (V2) 以外の脳神経，上咽頭，斜台

4 上咽頭

● T因子

T1	上咽頭に限局，または中咽頭および/または鼻腔に進展するが傍咽頭間隙への浸潤を伴わない
T2	傍咽頭間隙へ進展，および/または内側翼突筋，外側翼突筋および/または椎前筋に浸潤
T3	頭蓋底骨構造，頸椎，翼状突起，および/または副鼻腔に浸潤
T4	頭蓋内に進展，および/または脳神経，下咽頭，眼窩，耳下腺に浸潤，および/または外側翼突筋の外側表面をこえて浸潤

● N因子

N1	輪状軟骨の尾側縁より上方，一側頸部および/または一側/両側咽頭後≦6 cm
N2	輪状軟骨の尾側縁より上方，両側頸部≦6 cm
N3	最大径>6 cm，および/または輪状軟骨の尾側縁より下方に進展

● 病期分類

病期	T	N	M
0	Tis	N0	M0
I	T1	N0	M0
II	T2	N0	M0
	T2	N0-1	M0
III	T1-2	N2	M0
	T3	N0-2	M0
IVA	T4	N0-2	M0
	Any T	N3	M0
IVB	Any T	Any N	M1

5 中咽頭-p16陰性または不明

● T因子

T1	最大径≦2 cm
T2	2 cm<最大径≦4 cm
T3	最大径>4 cm，または喉頭蓋舌面へ進展
T4a	次のいずれかに浸潤：喉頭，舌深層の筋肉/外舌筋(オトガイ舌筋，舌骨舌筋，口蓋舌筋，茎突舌筋)，内側翼突筋，硬口蓋，または下顎骨
T4b	次のいずれかに浸潤：外側翼突筋，翼状突起，上咽頭側壁，頭蓋底，または頸動脈を全周性に取り囲む腫瘍

6 中咽頭–p16 陽性

T 因子

T1	最大径≦2 cm
T2	2 cm＜最大径≦4 cm
T3	最大径＞4 cm，または喉頭蓋舌面へ進展
T4	次のいずれかに浸潤：喉頭，舌深層の筋肉 / 外舌筋（オトガイ舌筋，舌骨舌筋，口蓋舌筋，茎突舌筋），内側翼突筋，硬口蓋，下顎骨，外側翼突筋，翼状突起，上咽頭側壁，頭蓋底，または頸動脈を全周性に取り囲む

N 因子

N1	一側≦6cm
N2	対側または両側≦6cm
N3	最大径＞6cm

病期分類

病期	T	N	M
0	Tis	N0	M0
I	T1–2	N0–1	M0
II	T1–2	N2	M0
	T3	N0–2	M0
III	T1–3	N3	M0
	T4	Any N	M0
IV	Any T	Any N	M1

7 下咽頭

T 因子

T1	下咽頭の 1 亜部位に限局，および / または最大径≦2 cm
T2	片側喉頭の固定がなく，下咽頭の 1 亜部位を超えるか，隣接部位に浸潤，または 2 cm＜最大径≦4 cm で片側喉頭の固定がない
T3	最大径＞4 cm，または片側喉頭の固定，または食道粘膜に進展
T4a	次のいずれかに浸潤：甲状軟骨，輪状軟骨，舌骨，甲状腺，食道頸部正中軟部組織
T4b	椎前筋膜に浸潤，頸動脈を全周性に取り囲む，または縦隔に浸潤

8 喉頭

T因子

声門上部

T1	声帯運動が正常で，声門上部の1亜部位に限局
T2	喉頭の固定がなく，声門上部の隣接する2亜部位以上，または，声門部または声門上部の外側域(例えば舌根粘膜，喉頭蓋谷，梨状陥凹の内壁など)の粘膜に浸潤
T3	声帯の固定がありし喉頭に限局，および/または次のいずれかに浸潤：輪状後部，喉頭蓋前間隙，傍声帯間隙，および/または甲状軟骨の内側皮質
T4a	甲状軟骨を通過し浸潤，および/または喉頭外組織，例えば気管，舌深層の筋肉/外舌筋(オトガイ舌筋，舌骨舌筋，口蓋舌筋，茎突舌筋)を含む頸部軟部組織，前頸筋群，甲状腺，もしくは食道に浸潤
T4b	椎前間隙に浸潤，頸動脈を全周性に取り囲む，または縦隔に浸潤

声門部

T1	声帯運動が正常で，声帯に限局する腫瘍(前連合または後連合を含む)
T1a	一側声帯に限局
T1b	両側声帯に浸潤
T2	声門上部および/または声門下部に進展，および/または声帯運動の制限を伴う
T3	声帯の固定があり喉頭に限局，および/または傍声帯間隙および/または甲状軟骨の内側皮質に浸潤
T4a	甲状軟骨の外側皮質を破って浸潤，および/または喉頭外組織，例えば気管，舌深層の筋肉/外舌筋(オトガイ舌筋，舌骨舌筋，口蓋舌筋，茎突舌筋)を含む頸部軟部組織，前頸筋群，甲状腺，もしくは食道に浸潤
T4b	椎前間隙に浸潤，頸動脈を全周性に取り囲む，または縦隔に浸潤

声門下部

T1	声門下部に限局
T2	声帯に進展し，その運動が正常か制限されている
T3	声帯の固定があり，喉頭に限局
T4a	輪状軟骨または甲状軟骨に浸潤，および/または喉頭外組織，例えば気管，舌深層の筋肉/外舌筋(オトガイ舌筋，舌骨舌筋，口蓋舌筋，茎突舌筋)を含む頸部軟部組織，前頸筋群，甲状腺，もしくは食道に浸潤
T4b	椎前間隙に浸潤，頸動脈を全周性に取り囲む，または縦隔に浸潤

9 大唾液腺

T因子

T1	最大径≦2 cm，実質外進展なし
T2	2 cm<最大径≦4 cm，実質外進展なし
T3	最大径>4 cm，および/または実質外進展を伴う
T4a	皮膚，下顎骨，外耳道，および/または顔面神経に浸潤
T4b	頭蓋底および/または翼状突起に浸潤，および/または頸動脈を全周性に取り囲む

10 甲状腺

T 因子

T1a	最大径≦1 cm，甲状腺に限局
T1b	1 cm＜最大径≦2 cm，甲状腺に限局
T2	2 cm＜最大径≦4 cm，甲状腺に限局
T3a	最大径>4 cm，甲状腺に限局
T3b	大きさに関係なく，前頸筋群(胸骨舌骨筋，胸骨甲状筋，もしくは肩甲舌骨筋)に浸潤
T4a	甲状腺の被膜をこえて進展し，次のいずれかに浸潤：皮下軟部組織，喉頭，気管，食道，反回神経
T4b	椎前筋膜，縦隔内の血管に浸潤，または頸動脈を全周性に取り囲む

N 因子

N1a	レベルVI(気管前および気管傍，喉頭前 /Delphian)，または上縦隔
N1b	その他の同側，両側もしくは対側(レベルI, II, III, IV, V)，または咽頭後

病期分類

乳頭癌および濾胞癌 <55 歳未満 >

病期	T	N	M
I	Any T	Any N	M0
II	Any T	Any N	M1

乳頭癌および濾胞癌 <55 歳以上 >

病期	T	N	M
I	T1-2	N0	M0
II	T1-2	N1	M0
	T3	Any N	M0
III	T4a	Any N	M0
IVA	T4b	Any N	M0
IVB	Any T	Any N	M1

髄様癌

病期	T	N	M
I	T1	N0	M0
II	T2-3	N0	M0
III	T1-3	N1a	M0
IVA	T4a	Any N	M0
	T1-4a	N1b	M0
IVB	T4b	Any N	M0
IVC	Any T	Any N	M1

未分化癌

病期	T	N	M
IVA	T1-3a	N0	M0
IVB	T1-3a	N1	M0
	T3b-4	Any N	M0
IVC	Any T	Any N	M1

11 上気道消化管の悪性黒色腫

● T 因子

T3	上皮およびまたは粘膜下(粘膜病変)に限局
T4a	軟部組織深部，軟骨，骨，または皮膚に浸潤
T4b	以下のいずれかに浸潤：脳，硬膜，頭蓋底，下位脳神経(IX, X, XI, XII)，咀嚼筋間隙，頸動脈，椎前間隙，縦隔

● N 因子

N1	領域リンパ節あり

● 病期分類

病期	T	N	M
III	T3	N0	M0
IVA	T4a	N0	M0
	T3, T4b	N1	M0
IVB	T4b	Any N	M0
IVC	Any T	Any N	M1

12 原発不明 - 頸部リンパ節

● 本分類は組織学的に扁平上皮癌のリンパ節転移が確認されるが，原発癌が認められないもの(T0)に適応する．EBV および HPV/p16 関連腫瘍を特定する組織学的検査が必要である．EBV のエビデンスがある場合，上咽頭癌の分類を適用する．HPV および免疫組織化学的な p16 過剰発現のエビデンスがある場合は，p16 陽性中咽頭の分類を適用する．EBV および HPV/p16 陰性または不明の場合は，原発不明頸腫として一般頭頸部扁平上皮癌(口腔・p16 陰性中咽頭・下咽頭・喉頭など)の分類を適用する．

〈今村善宣，清田尚臣〉

2 共用基準対応 CTCAE5.0 抜粋版

BL: base line, LLN: lower limit of normal,
ULN: upper limit of normal

● 骨髄抑制・血液毒性

Term 日本語	Grade 1	Grade 2	Grade 3	Grade 4	Grade 5
白血球減少 WBC decreased	・<LLN-3,000 /mm^3 男女<3,300-3,000/mm^3	・<3000-2000 /mm^3	・<2000-1000 /mm^3	・<1000/mm^3	-
好中球数減少 Neutrophil count decreased	・<2,000-1,500 /mm^3	・<1500-1000/mm^3	・<1000-500/mm^3	・<500/mm^3	-
リンパ球数減少 Lymphocyte count decreased	・<1,000-800/mm^3	・<800-500/mm^3	・<500-200/mm^3	・<200/mm^3	-
貧血 Anemia	・Hb<LLN-10.0 g/dL 13.7-10.0g/dL（男性） 11.6-10.0g/dL（女性）	・Hb<10.0-8.0g/dL	・Hb<8.0g/dL ・輸血を要する	・生命を脅かす ・緊急処置を要する	死亡
血小板数減少 Platelet count decreased	・<LLN-75,000 /mm^3 158,000-75,000/mm^3	・<75,000-50,000 /mm^3	・<50,000-25,000 /mm^3	・<25,000/mm^3	-
発熱性好中球減少症 Febrile neutropenia	-	-	・好中球数<1,000/mm^{3}で，かつ，1回でも38.3℃を超える，または1時間を超えて持続する38℃以上の発熱	・生命を脅かす ・緊急処置を要する	死亡

● 血液生化学検査の異常

Term 日本語		Grade 1	Grade 2	Grade 3	Grade 4	Grade 5
AST 増加 AST increased	BL≦ULN	・ULN-3.0×ULN >30-90U/L	・>3.0-5.0×ULN >90-150U/L	・>5.0−20.0×ULN >150-600U/L	・>20.0×ULN >600U/L	-
	BL>ULN	・1.5-3.0×BL	・>3.0-5.0×BL	・>5.0-20.0×BL	・>20.0×BL	
ALT 増加 ALT increased	BL≦ULN	・ULN-3.0×ULN >42-126U/L（男性） >23-69U/L（女性）	・>3.0-5.0×ULN >126-210U/L（男性） >69-115U/L（女性）	・>5.0−20.0×ULN >210-840U/L（男性） >115-460U/L（女性）	・>20.0×ULN >840U/L（男性） >460U/L（女性）	-
	BL>ULN	・1.5-3.0×BL	・>3.0-5.0×BL	・>5.0-20.0×BL	・>20.0×BL	

（次頁につづく）

Term 日本語		Grade 1	Grade 2	Grade 3	Grade 4	Grade 5
ALP 増加 ALP increased	BL≦ULN	・ULN-2.5×ULN ＞322-805U/L	・＞2.5-5.0×ULN ＞805-1,610U/L	・＞5.0－20.0×ULN ＞1,610-6,440U/L	・＞20.0×ULN ＞6,440U/L	-
	BL＞ULN	・2.0-2.5×BL	・＞2.5-5.0×BL	・＞5.0-20.0×BL	・＞20.0×BL	
血中ビリルビン増加 Blood bilirubin increased	BL≦ULN	・ULN-1.5×ULN ＞1.5-2.25mg/dL	・＞1.5-3.0×ULN ＞2.25-4.5mg/dL	・＞3.0－10.0×ULN ＞4.5-15mg/dL	・＞10.0×ULN ＞15mg/dL	-
	BL＞ULN	・1.0-1.5×BL	・＞1.5-3.0×BL	・＞3.0-10.0×BL	・＞10.0×BL	
血清アミラーゼ増加 Serum amylase increased		・＞ULN-1.5×ULN ＞132-198U/L	・＞1.5-2.0×ULN ＞198-264U/L	・＞2.0-5.0×ULN ＞264-660U/L	・＞5.0×ULN ＞660U/L	-
リパーゼ増加 Lipase increased		・＞ULN-1.5×ULN ＞53-79.5U/L	・＞1.5-2.0×ULN ＞79.5-106U/L ・2.0-5.0×ULN で症状がない ＞106U/L で症状がない	・＞2.0-5.0×ULN ＞106-265U/L ・＞5.0×ULN で症状がない ＞265U/L で症状がない	・＞5.0×ULN で兆候や症状がある ＞265U/L で兆候や症状がある	
CPK 増加 CPK increased		・＞ULN-2.5×ULN ＞248-620U/L(男性) ＞153-382.5U/L(女性)	・＞2.5-5×ULN ＞620-1,240U/L(男性) ＞382.5-765 U/L(女性)	・＞5-10×ULN ＞1,240-2,480U/L(男性) ＞765-1,530U/L(女性)	・＞10xULN ＞2,480U/L(男性) ＞1,530U/L(女性)	-
クレアチニン増加 Creatinine increased		・＞ULN-1.5×ULN ＞1.07-1.605mg/dL(男性) ＞0.79-1.185mg/dL(女性)	・＞1.5-3.0×ULN ＞1.605-3.21mg/dL(男性) ＞1.185-2.37mg/dL(女性)	・＞3.0-6.0×ULN ＞3.21-6.42mg/dL(男性) ＞2.37-4.74mg/dL(女性)	・＞6.0×ULN ＞6.42mg/dL(男性) ＞4.74mg/dL(女性)	-
高カリウム血症 Hyperkalemia		・＞ULN-5.5mmol/L ＞4.8-5.5mmol/L	・＞5.5-6.0mmol/L ・治療を要する	・＞6.0-7.0mmol/L ・入院を要する	・＞7.0mmol/L ・生命を脅かす	死亡
高カルシウム血症 Hypercalcemia		・補正血清カルシウム＞ULN-11.5mg/dL 10.1-11.5mg/dL	・補正血清カルシウム＞11.5-12.5mg/dL ・症状がある	・補正血清カルシウム＞12.5-13.5mg/dL ・入院を要する	・補正血清カルシウム＞13.5mg/dL ・生命を脅かす	死亡
低ナトリウム血症 Hyponatremia		・＜LLN-130mmol/L ＜138-130mmol/L	・125-129mmol/L で症状がない	・125-129mmol/L で症状がある ・120-124mmol/L で症状の有無は問わない	・＜120mmol/L ・生命を脅かす	死亡
低カリウム血症 Hypokalemia		・＜LLN-3.0mmol/L で症状がない ＜3.6-3.0mmol/L で症状がない	・＜LLN-3.0mmol/L で症状がある ＜3.6-3.0mmol/L で症状がある ・治療を要する	・＜3.0-2.5mmol/L ・入院を要する	・＜2.5mmol/L ・生命を脅かす	死亡
低カルシウム血症 Hypocalcemia		・補正血清カルシウム＜LLN-8.0mg/dL ＜8.8-8.0mg/dL	・補正血清カルシウム＜8.0-7.0mg/dL ・症状がある	・補正血清カルシウム＜7.0-6.0mg/dL ・入院を要する	・補正血清カルシウム＜6.0mg/dL ・生命を脅かす	死亡
低マグネシウム血症 Hypomagnesemia		・＜LLN-1.2mg/dL ＜1.8-1.2mg/dL	・＜1.2-0.9mg/dL	・＜0.9-0.7mg/dL	・＜0.7mg/dL ・生命を脅かす	死亡

● 薬物投与時の障害

Term 日本語	Grade 1	Grade 2	Grade 3	Grade 4	Grade 5
アレルギー反応 Allergic reaction	・全身的治療を要さない	・内服治療を要する	・気管支痙攣 ・続発症により入院を要する ・静脈内投与による治療を要する	・生命を脅かす ・緊急処置を要する	死亡
アナフィラキシー Anaphylaxis	-	-	・蕁麻疹の有無によらず症状のある気管支痙攣 ・非経口的治療を要する ・アレルギーによる浮腫/血管性浮腫 ・血圧低下	・生命を脅かす ・緊急処置を要する	死亡
注射に伴う反応 Infusion-related reaction	・軽度で一過性の反応 ・点滴の中断を要さない ・治療を要さない	・治療または点滴の中断が必要. ただし症状に対する治療には速やかに反応する ・≦24時間の予防的投薬を要する	・遷延 ・一度改善しても再発する ・続発症により入院を要する	・生命を脅かす ・緊急処置を要する	死亡
注入部位血管外漏出 Infusion site extravasation	・疼痛を伴わない浮腫	・症状を伴う紅斑（例: 浮腫, 疼痛, 硬結, 静脈炎）	・潰瘍または壊死 ・高度の組織損傷 ・外科的処置を要する	・生命を脅かす ・緊急処置を要する	死亡

● 一般・全身障害および感染症

Term 日本語	Grade 1	Grade 2	Grade 3	Grade 4	Grade 5
発熱 Fever	・38.0-39.0℃	・>39.0-40.0℃	・>40.0℃が≦24時間持続	・>40.0℃が>24時間持続	死亡
疼痛 Pain	・軽度の疼痛	・中等度の疼痛 ・身の回り以外の日常生活動作の制限	・高度の疼痛 ・身の回りの日常生活動作の制限	-	-
疲労 Fatigue	・休息により軽快する疲労	・休息によって軽快しない疲労 ・身の回り以外の日常生活動作の制限	・休息によって軽快しない疲労で, 身の回りの日常生活動作の制限	-	-
四肢浮腫 Edema limbs	・四肢間の差が最も大きく見える部分で, 体積または周長の差が5-10% ・腫脹または四肢の解剖学的構造が不明瞭になっていることが注意深い診察でわかる	・四肢間の差が最も大きく見える部分で, 体積または周長の差が>10-30% ・腫脹または四肢の解剖学的構造が不明瞭になっていることが診察で容易にわかる ・皮膚の皺の消失 ・解剖学的な輪郭の異常が容易にわかる ・身の回り以外の日常生活動作の制限	・四肢間の体積の差が>30% ・解剖学的な輪郭の異常が顕著である ・身の回りの日常生活動作の制限	-	-
体重減少 Weight loss	・BLより5-<10%減少 ・治療を要さない	・BLより10-<20%減少 ・栄養補給を要する	・BLより≧20%減少 ・経管栄養またはTPNを要する.	-	-

（次頁につづく）

Term 日本語	Grade 1	Grade 2	Grade 3	Grade 4	Grade 5
肺感染 / 尿路感染 / 中耳炎 / 副鼻腔炎 / 歯感染 / 創傷感染 / カテーテル関連感染	-	・中等度の症状 ・限局性 ・局所的処置を要する ・内服治療を要する	・静注治療を要する ・侵襲的治療(IVR による処置または外科的処置など)を要する	・生命を脅かす ・緊急処置を要する	死亡
敗血症 Sepsis	-	-	・血液培養陽性で兆候や症状がある ・治療を要する	・生命を脅かす ・緊急処置を要する	死亡

摂食障害および消化器障害

Term 日本語	Grade 1	Grade 2	Grade 3	Grade 4	Grade 5
食欲不振 Anorexia	・食生活の変化を伴わない食欲低下	・顕著な体重減少や栄養失調を伴わない摂食量の変化 ・経口栄養剤による補充を要する	・顕著な体重減少または栄養失調を伴う ・静脈内輸液 / 経管栄養 /TPN を要する	・生命を脅かす ・緊急処置を要する	死亡
脱水 Dehydration	・経口水分補給の増加を要する ・粘膜の乾燥 ・皮膚ツルゴールの低下	・静脈内輸液を要する	・入院を要する	・生命を脅かす ・緊急処置を要する	死亡
味覚異常 Dysgeusia	・味覚の変化はあるが食生活は変わらない	・食生活の変化を伴う味覚変化 ・不快な味 ・味の消失	-	-	-
悪心 Nausea	・摂食習慣に影響のない食欲低下	・顕著な体重減少，脱水または栄養失調を伴わない経口摂取量の減少	・カロリーや水分の経口摂取が不十分 ・管栄養 /TPN/ 入院を要する	-	-
嘔吐 Vomiting	・治療を要さない	・外来での静脈内輸液を要する ・内科的治療を要する	・経管栄養 /TPN/ 入院を要する	・生命を脅かす	死亡
便秘 Constipation	・不定期または間欠的な症状 ・便軟化薬 / 緩下薬 / 食事の工夫 / 浣腸を不定期に使用	・緩下薬または浣腸の定期的使用を要する持続的症状 ・身の回り以外の日常生活動作の制限	・摘便を要する頑固な便秘 ・身の回りの日常生活動作の制限	・生命を脅かす ・緊急処置を要する	死亡
下痢 Diarrhea	・BL と比べて<4 回 / 日の排便回数増加	・BL と比べて 4-6 回 / 日の排便回数増加 ・BL と比べて人工肛門からの排泄量の中等度増加 ・身の回り以外の日常生活動作の制限	・BL と比べて 7 回以上 / 日の排便回数増加 ・入院を要する ・BL と比べて人工肛門からの排泄量の高度増加 ・身の回りの日常生活動作の制限	・生命を脅かす ・緊急処置を要する	死亡
大腸炎 Colitis	・症状がない ・臨床所見または検査所見のみ ・治療を要さない	・腹痛 ・粘液または血液が便に混じる	・高度の腹痛 ・腹膜刺激症状	・生命を脅かす ・緊急処置を要する	死亡

耳鼻咽喉領域の障害

Term 日本語	Grade 1	Grade 2	Grade 3	Grade 4	Grade 5
聴覚障害 Hearing impaired	・15-25dBの閾値変動 ・記録として残る聴力損失はないが聴力の自覚的な変化がある	・>25dBの閾値変動 ・補聴器/治療を要さない聴力低下 ・身の回り以外の日常生活動作の制限	・>25dBの閾値変動 ・補聴器/治療を要する聴力低下 ・身の回りの日常生活動作の制限	・両側の顕著な聴力低下(≧2kHzで閾値の絶対値が>80dB) ・日常生活で用をなさない聴力	-
咽頭粘膜炎 Pharyngeal mucositis	・内視鏡的所見のみ ・通常の経口摂取が可能な軽微な症状 ・軽度の疼痛があるが鎮痛薬を要さない	・中等度の疼痛があり鎮痛薬を要する ・経口摂取に影響あり ・身の回り以外の日常生活動作の制限	・高度の疼痛 ・十分な栄養や水分の経口摂取ができない ・身の回りの日常生活動作の制限	・生命を脅かす ・緊急処置を要する	死亡
嚥下障害 Dysphagia	・症状があるが,通常食の摂取が可能	・症状があり,摂食/嚥下に影響がある	・摂食/嚥下に重大な影響 ・経管栄養/TPN/入院を要する	・生命を脅かす ・緊急処置を要する	死亡
誤嚥 Aspiration	・症状がない ・臨床所見または検査所見のみ ・治療を要さない	・誤嚥に伴う摂食習慣の制約 ・食事や嚥下後の咳や窒息のエピソード ・内科的治療を要する(例:吸引,酸素)	・呼吸困難と肺炎の症状(例:誤嚥性肺炎) ・入院を要する ・経口的に栄養摂取できない	・生命を脅かす呼吸障害/循環動態の悪化 ・挿管/緊急処置を要する	死亡
嗄声 Hoarseness	・軽度または間欠的な声の変化.ただし完全に聞き取れる ・自然に回復する	・中等度または持続的な声の変化,時に反唱が必要であるが,電話で聞き取れる ・医学的評価を要する	・高度の声の変化(ほとんどがささやき声になる)	-	-
頸部浮腫 Neck edema	・症状がない限局性の頸部浮腫	・中等度の頸部浮腫 ・軽度の解剖学的ランドマークの消失 ・身の回り以外の日常生活動作の制限	・広範な頸部浮腫(例:頸が回りにくい) ・身の回りの日常生活動作の制限	・緊急処置を要する血管系または呼吸器系の障害	-

顎口腔領域の障害

Term 日本語	Grade 1	Grade 2	Grade 3	Grade 4	Grade 5
口腔粘膜炎 Mucositis oral	・症状がない,または軽度の症状 ・治療を要さない	・経口摂取に支障がない中等度の疼痛または潰瘍 ・食事の変更を要する	・高度の疼痛 ・経口摂取に支障がある	・生命を脅かす ・緊急処置を要する	死亡
口内乾燥 Dry mouth	・症状があるが,顕著な摂食習慣の変化がない ・刺激のない状態での唾液分泌が>0.2mL/min	・中等度の症状 ・経口摂取の変化 ・刺激のない状態での唾液分泌が0.1-0.2mL/min	・十分な経口摂取が不可能 ・経管栄養またはTPNを要する ・刺激のない状態での唾液分泌が<0.1mL/min	-	-
顎骨壊死 Osteonecrosis of jaw	・症状がない ・臨床所見または検査所見のみ ・治療を要さない	・症状がある ・内科的治療を要する ・身の回り以外の日常生活動作の制限	・高度の症状がある ・身の回りの日常生活動作の制限 ・待機的外科的治療を要する	・生命を脅かす ・緊急処置を要する	死亡
開口障害 Trismus	・摂食障害を伴わない可動域の減少	・きざみ食/軟らかい食事/ピューレを必要とする可動域の減少	・栄養や水分を十分に経口摂取できない可動域の減少	-	-

肺・心臓障害

Term 日本語	Grade 1	Grade 2	Grade 3	Grade 4	Grade 5
呼吸困難 Dyspnea	・中等度の労作に伴う息切れ	・極めて軽度の労作に伴う息切れ ・身の回り以外の日常生活動作の制限	・安静時の息切れ ・身の回りの日常生活動作の制限	・生命を脅かす ・緊急処置を要する	死亡
肺臓炎 Pneumonitis	・症状がない ・臨床所見または検査所見のみ ・治療を要さない	・症状がある ・内科的治療を要する ・身の回り以外の日常生活動作の制限	・高度の症状がある ・身の回りの日常生活動作の制限 ・酸素投与を要する	・生命を脅かす ・緊急処置を要する(例: 気管切開や気管内挿管)	死亡
心筋炎 Myocarditis	-	・中等度の活動や労作で症状がある	・安静時または最小限の活動や労作でも症状があり重症 ・治療を要する ・症状の新規発症	・生命を脅かす ・緊急処置を要する(例: 持続的静注療法や機械的な循環動態の補助)	死亡

神経・筋障害

Term 日本語	Grade 1	Grade 2	Grade 3	Grade 4	Grade 5
末梢性運動ニューロパチー Peripheral motor neuropathy	・症状がない ・臨床所見または検査所見のみ	・中等度の症状 ・身の回り以外の日常生活動作の制限	・高度の症状 ・身の回りの日常生活動作の制限	・生命を脅かす ・緊急処置を要する	死亡
末梢性感覚ニューロパチー Peripheral sensory neuropathy	・症状がない	・中等度の症状 ・身の回り以外の日常生活動作の制限	・高度の症状 ・身の回りの日常生活動作の制限	・生命を脅かす ・緊急処置を要する	-
血管迷走神経性反応 Vasovagal reaction	-	-	・あり	・生命を脅かす ・緊急処置を要する	死亡
筋炎 Myositis	・軽度の疼痛	・筋力低下を伴う中等度の疼痛 ・身の回り以外の日常生活動作の制限	・高度の筋力低下を伴う疼痛 ・身の回りの日常生活動作の制限	・生命を脅かす ・緊急処置を要する	-
関節炎 Arthritis	・炎症 / 紅斑 / 関節腫脹を伴う軽度の疼痛	・炎症 / 紅斑 / 関節腫脹を伴う中等度の疼痛 ・身の回り以外の日常生活動作の制限	・炎症 / 紅斑 / 関節腫脹を伴う高度の疼痛 ・不可逆な関節障害 ・身の回りの日常生活動作の制限	-	-

内分泌障害

Term 日本語	Grade 1	Grade 2	Grade 3	Grade 4	Grade 5
甲状腺機能低下症 Hypothyroidism	・症状がない ・臨床所見または検査所見のみ ・治療を要さない	・症状がある ・甲状腺ホルモンの補充療法を要する ・身の回り以外の日常生活動作の制限	・高度の症状がある ・身の回りの日常生活動作の制限 ・入院を要する	・生命を脅かす ・緊急処置を要する	死亡
甲状腺機能亢進症 Hyperthyroidism	・症状がない ・臨床所見または検査所見のみ ・治療を要さない	・症状がある ・甲状腺抑制治療を要する ・身の回り以外の日常生活動作の制限	・高度の症状がある ・身の回りの日常生活動作の制限 ・入院を要する	・生命を脅かす ・緊急処置を要する	死亡
副腎機能不全 Adrenal insufficiency	・症状がない ・臨床所見または検査所見のみ ・治療を要さない	・中等度の症状がある ・内科的治療を要する	・高度の症状がある ・入院を要する	・生命を脅かす ・緊急処置を要する	死亡
下垂体機能低下症 Hypopituitarism	・症状がない ・臨床所見または検査所見のみ ・治療を要さない	・中等症 ・最小限/局所的/非侵襲的治療を要する ・年齢相応の身の回り以外の日常生活動作の制限	・重症または医学的に重要であるがただちに生命を脅かすものではない ・入院または入院期間の延長を要する ・身の回りの日常生活動作の制限	・生命を脅かす ・緊急処置を要する	死亡

皮膚障害

Term 日本語	Grade 1	Grade 2	Grade 3	Grade 4	Grade 5
斑状丘疹状皮疹 Rash maculo-palular	・症状の有無は問わない，体表面積の<10%を占める斑状疹／丘疹	・症状の有無は問わない体表面積の10-30%を占める斑状疹／丘疹 ・身の回り以外の日常生活動作の制限 ・軽度の症状の有無は問わない，30%を占める皮疹	・中等度または高度の症状を伴う，体表面積の>30%を占める斑状疹／丘疹 ・身の回りの日常生活動作の制限	-	-
皮膚乾燥 Dry skin	・体表面積の<10%を占め，紅斑やそう痒は伴わない	・体表面積の10-30%を占め，紅斑またはそう痒を伴う ・身の回り以外の日常生活動作の制限	・体表面積の>30%を占め，そう痒を伴う ・身の回りの日常生活動作の制限	-	-
ざ瘡様皮疹 Rash acneiform	・体表面積の<10%を占める紅色丘疹および/または膿疱で，そう痒や圧痛の有無は問わない	・体表面積の10-30%を占める紅色丘疹および/または膿疱で，そう痒や圧痛の有無は問わない ・社会心理学的な影響を伴う ・身の回り以外の日常生活動作の制限 ・体表面積の>30%を占める紅色丘疹および/または膿疱で，軽度のそう痒や圧痛の有無は問わない	・体表面積の>30%を占める紅色丘疹および/または膿疱で，中等度または高度の症状を伴う ・身の回りの日常生活動作の制限 ・経口抗菌薬を要する局所の重複感染	・生命を脅かす ・紅色丘疹および/または膿疱が体表のどの程度の面積を占めるかによらず，そう痒や圧痛の有無も問わないが，静注抗菌薬を要する広範囲の局所の二次感染を伴う	死亡

（次頁につづく）

Term 日本語	Grade 1	Grade 2	Grade 3	Grade 4	Grade 5
爪囲炎 Paronychia	・爪襞の浮腫や紅斑 ・角質の剥脱	・局所的処置を要する ・内服治療を要する ・疼痛を伴う爪襞の浮腫や紅斑 ・滲出液や爪の分離を伴う ・身の回り以外の日常生活動作の制限	・外科的処置や静注治療を要する ・身の回りの日常生活動作の制限	-	-
手掌・足底発赤知覚不全症候群 Palmor-plantar erythrodysesthesia syndrome	・疼痛を伴わない軽微な皮膚の変化または皮膚炎(例: 紅斑, 浮腫, 角質増殖症)	・疼痛を伴う皮膚の変化(例: 角層剥離, 水疱, 出血, 浮腫, 角質増殖症) ・身の回り以外の日常生活動作の制限	・疼痛を伴う高度の皮膚の変化(例: 角層剥離, 水疱, 出血, 浮腫, 角質増殖症) ・身の回りの日常生活動作の制限	-	-
放射線性皮膚炎 Dermatitis radiation	・わずかな紅斑や乾性落屑	・中等度から高度の紅斑 ・まだらな湿性落屑. ただしほとんどが皺や襞に限局している ・中等度の浮腫	・皺や襞以外の部位の湿性落屑 ・軽度の外傷や摩擦により出血する	・生命を脅かす ・皮膚全層の壊死や潰瘍 ・病変部より自然に出血する ・皮膚移植を要する	死亡
脱毛症 Alopecia	・遠くからではわからないが近くで見ると正常よりも明らかな50%未満の脱毛 ・脱毛を隠すために, かつらやヘアピースは必要ないが, 通常と異なる髪形が必要となる	・他人にも容易に明らかな50%以上の脱毛 ・患者が脱毛を完全に隠したいと望めば, かつらやヘアピースが必要 ・社会心理学的な影響を伴う	-	-	-

〈今村善宣, 清田尚臣〉

JCOPY 498-02288

索　引

頭頸部(とうけいぶ)がん薬物療法(やくぶつりょうほう)ハンドブック ©

発　行　2014年 5 月15日　1版1刷
　　　　2014年 9 月 1 日　1版2刷(改訂改題)
　　　　2017年 8 月 1 日　2版1刷
　　　　2021年11月25日　3版1刷

監修者　藤井(ふじい)　正人(まさと)

編集者　田原(たはら)　信(まこと)
　　　　清田(きよた)　尚臣(なおみ)

発行者　株式会社　中外医学社
　　　　代表取締役　青木　滋
　　　　〒162-0805　東京都新宿区矢来町62
　　　　電　話　(03) 3268-2701 (代)
　　　　振替口座　00190-1-98814番

印刷・製本/横山印刷㈱　〈MS・YI〉
ISBN978-4-498-02288-1　Printed in Japan